DR. KAZUHIRO NAKAGAWA

Augenyoga

GOLDMANN

Dr. Kazuhiro Nakagawa

augen yoga

Die Nakagawa-Methode für ein Leben ohne Brille

Aus dem Englischen von Jochen Lehner

GOLDMANN

Die englischsprachige Ausgabe, eine ›composite edition‹ der Werke Nakagawas, erschien 2013 unter dem Titel »The Yoga of Natural Vision Correction« bei Shinchosha Publishing, Japan.

MIX
Papier | Fördert gute Waldnutzung
FSC® C104608

Penguin Random House Verlagsgruppe FSC® N001967

11. Auflage
Deutsche Erstausgabe

Goldmann Verlag, München,
in der Penguin Random House Verlagsgruppe GmbH,
Neumarkter Straße 28, 81673 München
produktsicherheit@penguinrandomhouse.de
(Vorstehende Angaben sind zugleich
Pflichtinformationen nach GPSR.)

Published by Arrangement with Kazuhiro Nakagawa
in Kooperation mit TranNet KK Tokyo, Gudovitz & Company Literary Agency
und Agentur Thomas Schlück GmbH
Umschlaggestaltung: UNO Werbeagentur, München
Lektorat: Nadine Lipp, Berlin
SSt · Herstellung: cb
Satz: Satzwerk Huber, Germering
Druck und Bindung: Nørhaven Book A/S
Printed in Denmark
ISBN: 978-3-442-22184-4

www.goldmann-verlag.de

Inhalt

Zur Einstimmung

Erfahrungen mit der Nakagawa-Methode

Der Baseball-Held

Ein Junge konsultierte mich, als er in der dritten Klasse war. Er erhoffte sich Hilfe durch ein Training für besseres mentales Sehvermögen. Ich fragte ihn, was sein Traum sei, und er sagte: »Vierter Batter bei den Hanshin Tigers werden!« Sein Vater war mit einem echten Clean-up-Batter (vierten Batter) der Hanshin Tigers befreundet, der die Familie des Jungen manchmal besuchte.

Er hatte eine Sehschärfe von 1,5, was ein recht guter Wert ist, und ich unterstützte ihn beim Training seiner geistigen Sehkraft, um ihm den Sprung auf die nächste Leistungsstufe zu ermöglichen.

Er schlug sich später sehr gut im Universitäts-Baseball und kam schließlich bei einem Verein der ersten Liga in Tokio unter – genau das, was er sich gewünscht hatte.

Von seinem ersten Spiel im Profi-Baseball an blieb er vor jedem Spiel die ganze Nacht auf und gab sich richtig die Kante, was immer wieder von hoch fieberhaften Mandelentzündungen begleitet war. Aber wenn es dann zur Sache ging, zeigte er auf dem Spielfeld so glänzende Leistungen, dass er schließlich sogar die Auszeichnung des wertvollsten Spielers bekam.

Und seine Leistungsbilanz ist seither makellos geblieben, die Zahl seiner Home Runs und Hits sowie sein Schlagdurchschnitt macht ihn im japanischen Baseball zu einem der bestbezahlten Megastars. Wäre er bei den New York Yankees, hätte er ganz sicher die Stellung eines Derek Jeter.

Ein Fernsehstar

Einmal kam ein reizendes fünfjähriges Mädchen in Begleitung seiner Mutter zu mir. Ihre Heimat war die Präfektur Hyogo, sie hatten eine weite Reise auf sich genommen. Der heimische Augenarzt hatte gesagt, das Mädchen könne sein Augenlicht verlieren, wenn nicht sofort etwas gegen ihre Weitsichtigkeit und Sehschwäche, gegen den Astigmatismus (Hornhautverkrümmung oder Stabsichtigkeit) und das akkommodative Schielen unternommen werde. Da ihre grundsätzliche Sehkraft eingeschränkt war, ließ sich der Zustand auch mit einer Brille nicht wesentlich verbessern.

Die Mutter machte sich Vorwürfe, weil sie die Augenprobleme ihrer Tochter nicht frühzeitig erkannt hatte, und zeigte sich jetzt umso mehr bemüht, alles zu unternehmen, was ihr vielleicht helfen konnte. Sie sorgte sich auch um die Zukunft ihrer Tochter und war voll banger Erwartung, ob ich wohl würde helfen können.

Die Weitsichtigkeit und Hornhautverkrümmung hatten bei diesem Mädchen ein so erhebliches Ausmaß, dass ich die Behandlung aufzunehmen beschloss. Der Mutter sagte ich: »Über die Erfolgsaussichten kann ich erst etwas sagen, wenn ich erste Versuche gemacht habe, aber ich werde nichts unversucht lassen.«

In der Folgezeit kam das kleine Mädchen aus der Präfektur Hyogo einmal im Monat zu mir. Sie war von freundlichem Wesen und sehr intelligent, sie hörte mir sehr genau zu.

Zum Glück verbesserte sich das Sehvermögen des Mädchens von der ersten optometrischen Untersuchung an. Die Sehschwäche war bald behoben, und mit ihrer neuen Brille brachte sie es nach und nach auf eine Sehschärfe von 1,0. Das war für uns alle erst einmal eine große Erleichterung.

Zur Behebung der Hornhautverkrümmung bekam sie nach ihrem zwölften Geburtstag und unter Aufsicht eines anderen Arztes formstabile Kontaktlinsen. Im Laufe ungefähr eines Jahres besserte sich ihr extremer Astigmatismus größtenteils, und ihre Sehstärke (mit bloßem Auge) verbesserte sich auf 1,0. Sie ist inzwischen 15, und unsere Zusammenarbeit erstreckt sich über zehn Jahre.

Ihre ältere Schwester ist eine bekannte Filmschauspielerin. Auch meine Patientin hat ihren Traum vom Starruhm verwirklicht und tritt in Filmen und Fernsehsendungen auf. Darüber hinaus dreht sie Werbevideos. Wie ich höre, ist ihr inzwischen sogar eine größere Filmrolle angeboten worden. Sie blickt einer glänzenden Zukunft entgegen.

Der Ingenieur

Eine Mutter schaute mit ihrem Sohn vorbei, der die dritte Klasse der Mittelschule besuchte. »Er sieht nicht gut«, sagte sie, »seine Sehschärfe ist auf 0,03 abgesunken. Er erkennt die Dinge zwar, wenn er seine Brille aufhat, aber seit sein Sehvermögen so stark zurückgegangen ist, interessiert er sich kaum noch für etwas, und seine Leistungen lassen nach. Das schlägt sich in den Noten nieder, sodass er in seiner Klasse inzwischen sogar das Schlusslicht ist. Sein Lehrer hat gesagt, dass ihn keine weiterführende Schule mit diesen Noten aufnehmen wird, und das macht ihm und mir natürlich Sorgen.«

Ich maß die Sehschärfe des Jungen und überprüfte seine visuellen und kognitiven Funktionen, und danach konnte ich nur bestätigen, dass es um seine Sehkraft wirklich schlecht bestellt war.

Zur Mutter sagte ich: »Wenn die Sehkraft nachlässt und man die Dinge nicht mehr klar erkennen kann, wird auch die geistige oder innere Sehkraft mit ihren Anteilen Konzentration, Gedächtnis, Antrieb und Fantasie schwächer. Darunter leiden auch seine schulischen Leistungen. Es ist aber eindeutig die Sehschwäche für diese Verschlechterung verantwortlich, mit seiner Intelligenz hat das nichts zu tun. Wenn der Junge seine Sehkraft wiederbeleben kann und seine Augen dann richtig gebraucht, wird sich auch sein inneres Sehvermögen erholen, und seine Noten werden ganz von selbst wieder besser. Machen Sie sich keine Sorgen, glauben Sie einfach an ihn. Letzten Endes ist es ja der Geist, der die Dinge auf dem Weg über die Augen wahrnimmt, und wenn es gelingt, die Augen zu verbessern, wird sich auch sein Gehirn – sein Geist – normalisieren, er wird aufgeweckter werden.«

Der Übergang zur Oberschule gelang, weil überraschend ein Platz frei wurde, den er einnehmen konnte. Bis zur elften Klasse steigerte sich seine Sehschärfe auf 0,1, und der Junge begann Ehrgeiz zu entwickeln. Er sagte zu mir: »Herr Doktor, ich möchte Klassenbester werden.« Ich erklärte ihm, wie das zu erreichen wäre, und er hielt sich eisern an die Methode, die ich ihm beibrachte. Ein halbes Jahr später hatte er sich tatsächlich an die Spitze gekämpft. Bei einem vom Lehr- und Wörterbuchverlag Obunsha landesweit durchgeführten Probelauf für die Abschlussprüfung schnitt er als einer der Besten ab. Er nahm anschließend das Studium der Ingenieurswissenschaften auf und spezialisierte sich auf mathematische Computeranalysen. Am Ende hatte er aus eigener Kraft seinen Lebensweg gefunden.

Er war der lebendige Beweis dafür, dass eine Verbesserung der Sehkraft auch das innere Sehvermögen wiederherstellt.

Hoffnung gehört zu den wichtigsten Dingen für uns Menschen. Wenn uns die Hoffnung verlässt, geht auch der Antrieb verloren. Solange Sie die Hoffnung nicht aufgeben, können die Augen ihre Sehkraft zurückgewinnen und Ihnen nicht nur zu mehr optischem Sehvermögen verhelfen, sondern Ihnen geistig neuen Antrieb geben, sodass Sie aus Ihrer scheinbar verzweifelten Lage herausfinden.

Eine Köchin setzt sich durch

Dieses Mädchen besuchte die dritte Mittelschulklasse, als sie mich in meiner Praxis aufsuchte. Dem Bericht nach hatte sie schon dreimal die Schule gewechselt, weil sie immer wieder gemobbt wurde. Das belastete sie so sehr, dass ihre Sehschärfe von 1,5 auf 0,1 abgesunken war und sie tatsächlich nicht mehr viel klar erkennen konnte. Von mir wollte sie wissen, ob sich das Tragen einer Brille irgendwie vermeiden ließe.

Ich gewann durch ihre Erzählung den Eindruck, dass sie von Natur aus ein fröhliches, unbeschwertes Gemüt hatte, das sich aber aufgrund der Mobbing-Erlebnisse immer mehr verfinsterte, sodass man sie beinahe schon depressiv nennen musste. Anscheinend hatte sie unter extremem Stress gestanden, wodurch sich eine Kurzsichtigkeit entwickelt hatte – und danach ging es mit ihrer Sehkraft immer weiter bergab.

Ich zeigte ihr Übungen für die Augen, aber auch für das innere Sehen, das vom Gehirn geleistet wird. Das sind Übungen, die Konzentration, Gedächtnis und Vorstellungsvermögen trainieren, um das Gehirn zu aktivieren. Besonderen Wert legte ich auf Übungen gegen die Nachwirkungen unangenehmer Erinnerungen. Diese Übungen sollte sie jeden Tag machen.

Ungefähr vier Monate später war sie wieder bei mir und sagte: »Herr Doktor, ich habe das Gefühl, dass ich wieder sehen kann.« Ich überprüfte ihre Sehschärfe und stellte fest, dass sie zu ihrem ursprünglichen sehr guten Wert 1,5 zurückgefunden hatte. Ich gratulierte ihr, und sie gab zurück: »Ich bin so froh, dass ich wieder bin, wie ich mal war.«

»Und was ist dein großer Traum?«, fragte ich.

»Ich wollte immer schon kochen wie Futoku Shuu [ein bekannter japanischer Koch].«

»Wenn du innerlich an diesem Bild festhältst, eine erfolgreiche Köchin zu sein wie Herr Shuu, dann kannst du das auch, da bin ich mir ganz sicher.«

»Ich würde ihn zu gern kennenlernen und etwas von ihm lernen.«

»Denk einfach, dass es möglich ist, und bleib bei diesem Gedanken.«

»Au ja, das mache ich!«

Tatsächlich begegnete sie diesem berühmten Koch dann zufällig auf der Straße. Wie sie mir stolz berichtete, besuchte sie ihn anschließend sogar in seinem Restaurant, dem Akasaka Rikkyu, und bekam ein paar Hinweise zur Zubereitung von gebratenem Reis. Seitdem geht sie unbeirrbar den Weg zur Meisterköchin.

Der Anästhesist

Der junge Mann, Oberschüler im Abschlussjahr, suchte mich in Begleitung seiner Mutter auf. Sie kamen aus der Präfektur Ishikawa und hatten einen weiten Weg hinter sich. Er hoffte, dass sich etwas gegen seine starke Kurzsichtigkeit und die extreme Hornhautverkrümmung unternehmen ließe, damit er sich fürs Medizinstudium einschreiben und Anästhesist werden konnte. Arzt zu werden war sein Herzenswunsch, aber seine Augen waren so schlecht, dass er mit den Vorbereitungen für die Aufnahmeprüfung nicht vorankam.

Meine Untersuchung bestätigte den Befund, den er mitbrachte: starke Kurzsichtigkeit und extreme Hornhautverkrümmung (Astigmatismus, Stabsichtigkeit). Auch die Weiterleitung der visuellen Eindrücke ans Gehirn funktionierte nicht besonders gut, weshalb ich ihm auf den Kopf zusagte: »Unter diesen Voraussetzungen können Sie sich wahrscheinlich nicht über längere Zeit konzentrieren, das Lernen fällt Ihnen schwer.«

»Ja, das stimmt«, bestätigte er.

»Wenn das so bleibt, werden Sie das Medizinstudium nicht aufnehmen können.«

Wir stiegen sofort ein und planten ein Behandlungsprogramm aus Sehübungen, Physiotherapie und der Anwendung spezieller Augengläser zur Wiederherstellung des Sehvermögens.

In kleinen Schritten besserten sich die Kurzsichtigkeit und die Hornhautverkrümmung des jungen Mannes, sodass er schließlich das Medizinstudium beginnen und sich seinen Berufstraum erfüllen konnte. Heute ist er ein viel beschäftigter Anästhesist, der trotzdem gelegentlich Zeit für einen Besuch bei mir findet.

Der Student

Er studierte an der privaten Keio-Universität in Tokio. Irgendwann fiel ihm auf, dass manches in seinem Leben seinen Augen nicht guttat. Er nahm einige Veränderungen vor und begann mit Sehübungen. So gelang es ihm, seine Brillenstärke zu senken.

Dadurch gewann er Selbstvertrauen und entwickelte Ehrgeiz. Alle zwei Monate ließ er seine Augen überprüfen und die Stärke seiner Brillengläser entsprechend anpassen – in der Hoffnung, dass seine Augen *noch* besser werden würden.

Inzwischen hat er sich rekordverdächtige sieben Mal neue Brillengläser verschreiben lassen. Als Optiker wäre ich hellauf begeistert, wer hat schon Kunden, denen er achtmal in etwas mehr als einem Jahr neue Gläser verkaufen kann – und deren Sehvermögen sich dann auch noch tatsächlich verbessert? Der traurige Normalfall ist ja eher der, dass die Augen immer schlechter werden und man immer stärkere Gläser braucht.

Dem Selbstbewusstsein dieses Studenten scheint das Erlebnis gutgetan zu haben, jedenfalls hat er inzwischen einen Posten bei IBM ergattert und ist sehr beschäftigt.

Die fast blinde Hausfrau

Diese Frau war Anfang 40, als sie zu mir kam. Sie war extrem kurzsichtig, ihre Sehstärke lag unter 0,01, war also praktisch nicht vorhanden. Darüber hinaus war sie weitsichtig. Als ihr Arzt auch noch eine Makuladegeneration (Funktionsverlust in einem Bereich der Netzhaut, der »gelber Fleck« genannt wird) diagnostizierte, gab er ihr den Rat, sich auf die völlige Erblindung einzustellen.

Völlig verzweifelt angesichts dieser Aussicht, das Augenlicht zu verlieren, kam sie zu mir. Weinend erklärte sie mir, sie habe doch ein Kind, das gerade erst auf die Grundschule gehe.

Ich untersuchte ihre Augen, und es war eindeutig, sie sah wirklich kaum noch. Mit einer Brille oder Kontaktlinsen war auch nicht viel mehr zu erreichen. Die Werte gaben keinen Hinweis auf nennenswerte Reste an Sehschärfe. Ermutigend fand ich dagegen, dass sie um ihrer Familie willen nichts unversucht lassen wollte, um die Erblindung zu vermeiden und sogar ihr Sehvermögen wiederherzustellen.

Deshalb bot ich dieser fast blinden Frau meine Hilfe an. Bei vielen meiner Patienten ist es eher so, dass sie vom Ehepartner praktisch gewaltsam in meine Praxis geschleppt werden – aber wenn jemand nicht von sich aus den Willen hat, geheilt zu werden, besteht für sie oder ihn praktisch keine Hoffnung auf Genesung.

Wir hatten unser Programm etwa zur Hälfte durch, als ihr Mann nach China versetzt wurde. Es war klar, dass sie mit ihm gehen würde, und so riet ich ihr, einfach bei ihren Sehübungen für Augen und Gehirn zu bleiben und das verordnete antioxidative

Nahrungsergänzungsmittel – aus Heidelbeeren gewonnene Anthocyane – weiterhin zu nehmen.

Zum Glück hielt sie sich in den seither vergangenen sechs Jahren an diese Ratschläge, und der Verlust ihres Sehvermögens ist nicht eingetreten. Ihre Sehschärfe, die zu Beginn bei unter 0,1 lag, hat sich mithilfe von Kontaktlinsen auf 0,4 gesteigert. Für den Moment bin ich wirklich erleichtert und froh.

Der loyale Angestellte

Er war ein amtlich zugelassener Buch- und Rechnungsprüfer Mitte 30. Seine Arbeit verlangte, dass er ständig Zahlen studierte, auch klein gedruckte. Es geht immer darum, Fehler zu finden, und das kann die Nerven sehr belasten. Außerdem arbeitete er auch sehr viel am Computer. Er beklagte sich über die als zunehmend beschwerlich empfundene Arbeit und fügte hinzu, er wisse nicht, ob er weiterhin dazu in der Lage sein werde.

Meine sofort vorgenommene Untersuchung ergab eine Grund-Weitsichtigkeit und eine sehr früh einsetzende Altersweitsichtigkeit, bedingt durch erlahmende Anpassungsfähigkeit der Augen. Da er Brillen nicht mochte, benutzte er seine Brille nicht so häufig, wie es notwendig gewesen wäre. Ich ließ ihn die Brille aufsetzen, die er ständig in der Hand hielt, und die Überprüfung ergab, dass er nicht grundsätzlich schwachsichtig war. Trotzdem konnte er mit der Brille nicht deutlich besser sehen.

Ich fragte ihn: »Hat man bei Ihnen als Kind eine Weitsichtigkeit festgestellt?« Er sagte, er erinnere sich nur an einen einzigen Besuch beim Augenarzt.

Ich verordnete ihm Sehübungen ohne Brille und außerdem eine Brille, die seine Augen weniger ermüdete, wodurch er sich heute entspannter fühlt und weiterhin seiner Arbeit nachgehen kann.

Die Hebamme

Sie war bereits 80 Jahre alt, und nach einer durch Makuladegeneration bedingten Augenblutung sank ihre Sehschärfe von 0,3 bis 0,4 auf 0,03. Sie war sehr entmutigt und beklagte sich bei ihrer Familie: »Wenn ich keine Babys mehr auf die Welt holen kann, will ich lieber tot sein.«

Sie war eine bemerkenswerte Frau, die ihren vier Kindern ein Universitätsstudium ermöglicht hatte, obwohl sie in den chaotischen Zeiten nach dem Krieg ihren Mann verloren hatte. Jetzt im hohen Alter lebte sie nur noch für ihre Aufgabe als Hebamme.

Sie kam mit ihren Angehörigen zur Konsultation und berichtete mir: »Es ist schwierig, diese Blutungen in den Augen zu stillen, und diese Spritzen tun richtig weh. Mein Blickfeld ist stark eingeschränkt, und ich tue mich schwer, etwas zu sehen. Allmählich reicht es mir!«

Um die Resorption des ausgetretenen Bluts zu fördern, ließ ich sie mit einem Übungsablauf experimentieren, der beim Sehvermögen des Gehirns ansetzt und das bildhafte Vorstellungsvermögen oder die Fähigkeit zu visualisieren nutzt. Die Blutungen hörten auf, und das Gesichtsfeld dieser Frau weitete sich ganz allmählich wieder. Ohne die Blutungen und mit weiteren Sehübungen normalisierte sich ihre Sehschärfe innerhalb von zwei Wochen auf 0,3.

Sie hat ihre frühere Lebenslust zurückgewonnen und wird sicher bis ans Ende ihrer Tage mit Begeisterung bei ihrer Berufung bleiben.

Der Schriftsteller

Er war für seine Vorträge berühmt und hatte außerdem über 40 Bücher veröffentlicht. Im Alter von 60 Jahren trat bei ihm hochgradige Kurzsichtigkeit auf.

Die Diagnose wurde gerade noch rechtzeitig gestellt, es drohte bereits eine Netzhautablösung. Die Netzhaut ließ sich glücklicherweise mittels Laserkoagulation wieder befestigen. Nach dieser Behandlung war er jedoch stark verunsichert und suchte mich in meiner Praxis auf.

Seit der Verschlechterung seiner Sehkraft trieb ihn die Sorge um den völligen Verlust seines Sehvermögens um. Deshalb belastete ihn der Gedanke an die Fortsetzung seiner Schreib- und Vortragstätigkeit.

Nach unserem Gespräch schlug ich ihm einige Veränderungen seiner für die Augen stark belastenden Lebensweise vor. Er folgte diesen Empfehlungen und erreichte, dass sich die Kurzsichtigkeit nicht weiter verschlimmerte. Seit diesem Erfolg ist er wieder ganz der Alte und jettet munter in Japan herum wie früher.

Altersweitsichtigkeit – typische Patienten

Menschen, die sich von mir die Verlangsamung ihrer Altersweitsichtigkeit erhoffen, haben ein paar Gemeinsamkeiten. Es sind eher Menschen, denen eine Verschlechterung ihrer kognitiven Funktionen sehr ungelegen kommen würde, in vielen Fällen kann man sie auch als künstlerisch Tätige bezeichnen. Die meisten sind beruflich auf einen funktionierenden Verstand angewiesen, etwa als leitende Angestellte, Universitätsprofessoren oder Ärzte.

Die Inhaberin eines Schönheitssalons

Die 51-jährige Dame bot in ihrem Salon neben Schönheitsbehandlungen auch KAATSU-Training an (ein Aufbautraining, bei dem mit Manschetten an Armen oder Beinen der Blutfluss verringert wird). Als sie meine Praxis betrat, wirkte sie auf mich eher wie eine attraktive Mittdreißigerin.

»Ich weiß, dass es Anti-Aging-Maßnahmen für den Körper gibt«, sagte sie, »aber für Weitsichtigkeit gilt das nicht, oder? Mir macht einfach Sorgen, dass ich wegen dieser Weitsichtigkeit geistig nicht mehr so fit bin.«

»Wieso glauben Sie, dass es für die Augen keine Anti-Aging-Maßnahmen gibt?«, fragte ich zurück.

Darauf wusste sie keine richtige Antwort und erwiderte: »Na ja, wir reden doch von den Augen.«

Wir begannen mit Übungen, und innerhalb von sieben Monaten verbesserte sich ihre Sehschärfe im Nahbereich von 0,1 auf 1,0, sodass sie keine Lesebrille mehr brauchte.

Sie staunte. »Dann kann man Weitsichtigkeit also beheben! Ich bin begeistert! Das gibt mir so richtig Auftrieb!«

Wir sollten immer bei unseren Hoffnungen und Träumen bleiben, dafür gibt es keine Altersgrenze. Es gibt keine bessere Art zu leben – in jedem Alter.

Die Professorin

Diese Frau war 56 Jahre alt, als sie in meine Praxis kam. Sie musste sehr viele Dokumente und wissenschaftliche Arbeiten lesen und konnte sich nicht mit der Lesebrille anfreunden. Außerdem bemerkte sie einen Rückgang ihrer geistigen Fähigkeiten, und das machte ihr erst recht Sorgen.

Da ihr die Weitsichtigkeit deutlich erkennbar zu schaffen machte, empfahl ich für den Übergang eine schwächere Lesebrille, auf die sie später vielleicht ganz würde verzichten können. Nein, das kam für sie überhaupt nicht infrage.

Sie nahm aber alles, was sie für ihre Sehübungen brauchte, ins Büro mit und machte ihre Übungen da. Innerhalb von zwei Wochen verbesserte sich ihre Nah-Sehschärfe von 0,1 auf 0,4. Ich war gelinde gesagt überrascht.

Heute genießt sie ihr Leben als forschende Akademikerin und reist zwischen Japan und Kanada hin und her. Sie besitzt viel ästhetisches Feingefühl und hält sich geistig jung.

Der LASIK-Patient

Dieser Mann war als Kinderarzt in der Präfektur Miyazaki auf der Südinsel Kyushu tätig, hatte also einen weiten Weg auf sich genommen, um mich zu konsultieren. Vor acht Jahren war bei ihm eine Laser-Operation (die Fachbezeichnung wird LASIK abgekürzt) zur Korrektur seiner Fehlsichtigkeit vorgenommen worden, und seit vier oder fünf Jahren stellte er jetzt eine zunehmende Sehschwäche fest. Die Untersuchung ergab eine Sehschärfe von 0,6 auf dem rechten Auge und 0,5 auf dem linken. Die Behandlung zeigte offenbar Nebenwirkungen, die ihn ablenkbar machten und leicht ermüden ließen.

Interessanterweise erlebe ich es öfter, dass Ärzte nach einer LASIK-Behandlung zu mir kommen und über zunehmende Sehschwäche klagen. Dieser Arzt hatte gerade in letzter Zeit sehr viel zu tun gehabt, sodass ihm keine Zeit blieb, sich um die Wiederherstellung seines Sehvermögens zu kümmern. Die Folge war ein weiteres Nachlassen der Sehkraft.

Mit der Laser-Behandlung der Hornhaut wird zwar die Sehschärfe wiederhergestellt, aber die Kurzsichtigkeit nicht behoben, und wenn der Patient genauso weiterlebt wie vor der Operation, ist das Nachlassen seines Sehvermögens nicht aufzuhalten. Mit dieser Operation bleiben die eigentlichen Ursachen unangetastet.

Heute liegt seine Sehschärfe wieder bei 1,2 rechts und 0,9 links. Wir haben die Kommunikation zwischen Augen und Gehirn normalisiert, und er kann seine Tätigkeit als Kinderarzt ungehindert fortsetzen.

Einleitung

Wenn wir das Potenzial unseres Sehvermögens voll ausschöpfen, ändert das unser ganzes Leben

Reines Sehen geschieht,
wenn sich das Gehirn der Augen bedient.

Alles beginnt mit dem Sehen. Es ließe sich sogar ohne Übertreibung sagen, dass wir Menschen ohne unser Sehvermögen gar nicht leben könnten.

Vom Aufwachen bis zum Schlafengehen brauchen wir überall unser Sehvermögen, zu Hause, in der Schule, am Arbeitsplatz und auf der Straße. Solange Ihre Sehkraft nicht beeinträchtigt ist, verblasst die Bedeutung Ihrer übrigen Sinne – das Hören, Riechen, Schmecken und Berühren – geradezu neben Ihrem Sehvermögen.

Hinzu kommt, dass wir nicht allein mit unseren Augen sehen.

Das Gehirn konvertiert die Eindrücke, die wir über unsere Augen empfangen, und verarbeitet sie so, dass wir unsere Umgebung einzuschätzen vermögen, und danach lässt es den Körper entsprechend aktiv werden. Erst in einer solchen nahtlosen Abfolge von Schritten ist die gesamte Sehfunktion wirklich realisiert.

Das ist für mich die eigentliche Bedeutung des Wortes »Sehkraft«.

Wenn die Sehkraft des Gehirns und die Sehkraft der Augen harmonisch zusammenwirken, entstehen daraus Signale an den Körper, die ihm sinnvoll zu agieren erlauben. »Sehkraft« im umfassendsten Sinne ist das, was all diese Einzelaspekte zusammenführt.

Sie können Ihr früheres Sehvermögen wiederherstellen

Diese Sehkraft hat in letzter Zeit einen plötzlichen Schwund erlebt. Da wir kurz- oder weitsichtig sind, können wir die von unseren Augen gelieferten Sinnesdaten nicht richtig verarbeiten. Was dann an Seheindrücken an unser Gehirn weitergeleitet wird, muss folglich ebenso verzerrt sein, und wenn dem Gehirn nichts Brauchbares geliefert wird, darf man sich keinen sauberen »Output« und keine präzisen Anweisungen versprechen, auch nicht von einem Gehirn, das die Informationsverarbeitung bestens beherrscht.

Hinzu kommt, dass wir unsere Sehkraft vielfach schlicht vergeuden. Wenn Sie sich in einem Fahrzeug des öffentlichen Nahverkehrs umsehen, finden Sie lauter Menschen vor, die so gut wie ausschließlich mit ihren Smartphones und Tablets beschäftigt sind. Es kann überlebenswichtig sein, unsere Umgebung gut im Auge zu behalten, um mögliche Gefahren rechtzeitig zu erkennen, aber die Leute starren einfach weiter auf die Bildschirme, die sie in den Händen halten.

In einem sehr alten chinesischen Weisheitsbuch voller Erzählungen und Fabeln, dem Zhuangzi (Chuang-tzu oder Chuang-tse in älterer Schreibweise), findet sich die folgende Stelle:

> *»Wer über durchtriebene Hilfsmittel verfügt, ist auch durchtrieben im Umgang, und wer im Umgang durchtrieben ist, hat auch Durchtriebenheit im Herzen. Wer aber Durchtriebenheit im Herzen hat, kann nicht rein und unbestechlich sein.«*

Es ließe sich auch so sagen: Wer zu Patentlösungen greift, wird abhängig von ihnen, weil er zunehmend auf Produktivität bedacht ist. Wer vor allem auf Produktivität bedacht ist, wird immer *noch* abhängiger. Wer das zulässt, der verliert sein reines Herz und weicht vom Pfad des Göttlichen ab.

Ein Tablet oder Smartphone unterstützt uns bei den Dingen, die wir zu erledigen haben, doch über kurz oder lang lassen wir uns von solchen Geräten, die ja nur Mittel zum Zweck sein sollen, so weit vereinnahmen, dass wir ihnen praktisch ausgeliefert sind. Dann denken wir nicht mehr viel an ihren Werkzeugcharakter, sondern ohne dass wir es merken, geht es immer ausschließlicher darum, auf dieses Display zu starren. Man kann sich leicht ausrechnen, dass die Fixierung auf einen flachen kleinen Bildschirm Schaden anrichtet. Ihr Gehirn bekommt da nicht viel Anregung, und am Ende erreichen Sie nur, dass Ihr Sehvermögen schwächer wird. Ist das nicht total widersinnig?

Wir erleben derzeit eine Zunahme der durch allzu viel Bildschirmarbeit verursachten Kurzsichtigkeit, und in der Folge schleicht sich dann mit der wachsenden Zahl der Jahre die Altersweitsichtigkeit ein. Wahrhaftig, die heutige Welt setzt unseren Augen zu.

Meist wird versucht, Sehschwächen und Fehlsichtigkeit mit Brillen oder Kontaktlinsen auszugleichen oder neuerdings mit Laser-Operationen zu korrigieren, doch das sind nur Notbehelfe. Wenn man da nicht gut aufpasst, werden die Augen womöglich noch mehr belastet, und das Sehvermögen nimmt weiter ab.

Was Sie auch unternehmen mögen, wichtig ist vor allem, dass Sie niemals aufgeben.

Sicher haben Sie schon einmal gehört: »Gegen nachlassendes Sehvermögen kann man nichts machen« oder »Im Alter wird man nun mal weitsichtig, daran ist nichts zu ändern.« Tatsächlich handelt es sich aber um bloße Mutmaßungen. Wenn Sie in der Vergangenheit klar sehen konnten, lässt sich dieser Zustand wiederherstellen. Sie müssen sich nur ein wenig hineinknien.

Wer sich den in diesem Buch vorgestellten Übungen widmet, kann Kurzsichtigkeit und Weitsichtigkeit überwinden und sich ein gesundes Sehvermögen erhalten – natürlich mit von Mensch zu Mensch unterschiedlichen Ergebnissen.

Auch das Gehirn wird von der besseren Aufnahme visueller Eindrücke profitieren, es bekommt mehr Anregungen und kann sich regenerieren. Es wird Ihrer Sehkraft neuen Auftrieb geben.

Es ist nie zu spät, um den Weg zur Verbesserung Ihrer Sehschärfe einzuschlagen. Wenn Sie glauben, dass Sie sehen können, wird es sehr wahrscheinlich so sein, schließlich ist Ihr Gehirn eigentlich das, was sieht.

Steigen wir also in unser Fitnessprogramm für die Augen ein, jetzt gleich, heute, an diesem Tag, an dem Sie und dieses Buch sich gefunden haben. Es wird ein Weg der grundlegenden Veränderungen zur Erneuerung Ihrer Sehkraft werden.

Wenn Sie glauben, dass Sie sehen können ...

... dann können Sie es auch. Es ist der Geist, der die Dinge sieht!

Die Wiederherstellung des Sehvermögens setzt bei der geistigen Seite des Sehens an. Geben Sie nie auf. Das Aufgeben ist wie ein Schalter im Gehirn, der auf »Aus« gestellt wird.

Glauben Sie, dass Sie sehen können, und Sie können es. Das Denkvermögen zieht das Sehvermögen nach sich. Letztlich ist das Sehen nämlich etwas Geistiges.

In der Medizin ist das längst ein Gemeinplatz. Nicht die Augen sehen die Dinge. Wenn Sie die Augen schließen, können Sie immer noch die Dinge sehen, die eben in Ihrem Blickfeld waren, nicht wahr? Schon daraus geht hervor, dass das Sehen eigentlich im Gehirn geschieht.

Es ist ein verbreiteter Irrtum zu glauben, dass die Augen sehen. Die Realität sieht ganz anders aus.

Falsch

- Die Augen sehen ein Objekt und leiten den in ihnen erzeugten Eindruck ans Gehirn weiter: Objekt → Augen → Gehirn.
- Das Sehen ist ein objektives, passives Geschehen.

Richtig

- Der Geist sieht durch die Augen ein Objekt: Geist → Augen → Objekt.
- Das Sehen ist etwas Subjektives und Aktives.

Die Medizin weiß zwar theoretisch, wie unser Bewusstsein mit seiner »Hardware«, dem Gehirn, die Dinge sieht, aber es ist praktisch noch nichts darüber bekannt, auf welchem Wege das Sehen mit diesem Gehirn ermöglicht wird. Anders gesagt: Die Medizin schweigt sich über die »Software« aus – sie weiß nicht, wie unser Geist das Gehirn benutzt. Deshalb liegt die Frage der Reaktivierung unseres Sehvermögens außerhalb ihres Forschungsbereichs. Da sie andererseits auch nicht beweisen kann, dass es unmöglich ist, das Sehvermögen wiederherzustellen, steht sie dieser Frage eigentlich im Moment ratlos gegenüber.

Neue Sehkraft – neues Leben

In jedem Lebensabschnitt kann nachlassende Sehkraft die verschiedensten Probleme auslösen. In der Kindheit beispielsweise kann sich eine Sehschwäche in den schulischen Leistungen und damit in den Noten niederschlagen oder auch die körperliche Fitness beeinträchtigen. Lässt die Sehkraft im Erwachsenenalter nach, leidet unter Umständen die Arbeitsproduktivität, und bei einer im späteren Erwachsenenalter eintretenden Weitsichtigkeit mit der daraus folgenden Gedächtnisschwäche denken Sie womöglich, es handle sich um die ersten Anzeichen von Senilität.

Fangen Sie jedoch an, Ihre Sehkraft vom Gehirn aus neu aufzubauen, werden der Lebenswille und Ihr innerer Antrieb wieder wach, sodass Sie auch viele andere Probleme in Ihrem Leben lösen können. Es wird ein richtiges Aha-Erlebnis sein, lassen Sie sich überraschen. Je besser Ihr Sehvermögen wird, desto mehr Türen öffnen sich für neue Chancen in Ihrem Leben. Sie werden das an den wahrheitsgetreuen Berichten in diesem Buch erkennen.

Wer also seine Träume verwirklichen und seine Ziele erreichen möchte, sollte sich vornehmen, seine Sehkraft wiederherzustellen. Wenn Sie zu diesem Zweck beim Gehirn ansetzen, wird auch in die Augen neues Leben kommen – Ihr ganzes Leben wird sich verändern.

Sehen heißt glauben

Lassen Sie mich von einer japanischen Fernsehsendung im November 2014 erzählen. Es handelt sich um eine Serie von Sendungen, in deren Verlauf Experimente durchgeführt werden. In diesem Fall ging es um fünf Bücher über die Wiederherstellung des Sehvermögens, darunter auch ein Buch, das vor meinem erschienen war – das Einzige übrigens, das von Zugängen über das Gehirn handelte.

Die verschiedenen Techniken wurden an prominenten Studiogästen ausprobiert, um zu ermitteln, ob tatsächlich eine Verbesserung der Sehkraft zu erreichen war. Zugegen waren für die Anleitung bei den Experimenten eine Schriftstellerin und Yogalehrerin, ein Akupunkteur, ein Augenarzt und ich.

Die vier prominenten Studiogäste und »Versuchskaninchen« waren der Boxer und frühere Weltmeister im Leichtgewicht Yoko Gushiken, der den Titel seinerzeit dreizehnmal verteidigen konnte; Reiko Shioda, fünfmalige Gewinnerin des japanischen Badminton-Turniers sowie Gewinnerin der Bronzemedaille bei Weltmeisterschaften und den Asienspielen; und schließlich das aufstrebende junge Komiker-Duo Taka und Toshi. Eine wirklich großartige Besetzung.

Das Experiment bestand aus drei Teilen: Zuerst wurde bei allen Teilnehmern die Grund-Sehschärfe ermittelt, dann folgten die verschiedenen Übungen beziehungsweise Behandlungsformen – Yogastellungen, die Behandlung von Akupressurpunkten, Atemübungen und so weiter –, und zum Abschluss wurde bei allen erneut die Sehschärfe gemessen. Die Aufnahmen begannen am Abend um halb neun, wobei wir Autoren die Übungen und Anwendungen überwachten und die Messungen vornahmen. Ich kam erst gegen Mitternacht an die Reihe, als die Teilnehmer schon ziemlich erschöpft waren.

Angesichts dieser Umstände entschloss ich mich, meine Übungen ausfallen zu lassen, und sagte den Teilnehmern einfach: »Wenn Sie glauben, dass Sie sehen können, dann können Sie es auch. Also los!«

Es stellte sich heraus, dass die Teilnehmer, und zwar alle, nur nach der Anwendung meiner Methode besser sehen konnten, während die Ergebnisse bei den anderen Methoden wenig Aussagekraft hatten. Mit manchen wurden leichte Verbesserungen erzielt, aber andere bewirkten nicht nur keine Besserung, sondern verschlechterten die Sehkraft eher noch. Die mühelose Methode der geistigen Kraft – wenn du es glaubst, kannst du es – bewirkte mehr als die anderen, die einen gewissen Einsatz verlangten. Daran erkennen Sie die enormen Möglichkeiten des Gehirns, der geistigen Kraft.

Yoko Gushiken, der Boxer, bei dem sich die Sehkraft deutlich verbesserte, sagte anschließend etwas, das bei einem Weltmeister wohl zu erwarten ist: »Motivation ist alles! Sportsgeist!« Damit brachte er genau auf den Punkt, was es mit dem geistigen Sehen wirklich auf sich hat.

In seiner aktiven Zeit, da bin ich sicher, hat er alle Bewegungen seines Gegners im Ring mit seinem geistigen Sehvermögen genau verfolgt, um ihn schließlich mit einem sehr gezielten, präzisen Treffer auf die Matte zu strecken. Bei seinem letzten Kampf musste er jedoch einen schweren Treffer des rechten Auges einstecken, was einen teilweisen Verlust der Sehkraft nach sich zog. Von da an fühlte er sich unsicher, sein Ehrgeiz und Kampfgeist schwanden, sodass er sich schließlich aus dem Profisport zurückzog. Heute freut er sich umso mehr darüber, dass die Sehkraft seines rechten Auges mit meiner Methode verbessert werden konnte.

Als seine Sehkraft nachließ, verlor er wohl seinen inneren Antrieb und in der Folge auch seinen Kampfgeist. Als ich ihn nach unseren Experimenten sagen hörte: »Motivation ist alles! Sportsgeist!«, sah ich auf einmal den alten Champion wieder in ihm wach werden.

Bei einer anderen japanischen Fernsehsendung über die Nakagawa-Methode ging es um die Frage, ob die Kurz- und Weitsichtigkeit einer 45-jährigen Frau gebessert werden konnten. Tatsächlich besserte sich das Sehvermögen der Frau so überdeutlich, dass sie nur staunen konnte und natürlich hocherfreut war. Die Moderatorin der Sendung fragte verblüfft: »Wie kann eine derart simple Methode solche Wirkungen haben?«

Wir alle wären natürlich gern unsere Kurz- oder Weitsichtigkeit los, aber zugleich glauben wir auch, dass es unmöglich ist – so etwas wäre ein Wunder.

Es trifft zu, dass Sie mit Ihren eigenen Kräften, mit Ihren eigenen bescheidenen Möglichkeiten nicht viel ausrichten können, wenn es um die geistige Wiederherstellung des Sehvermögens geht. Diese Möglichkeit hat aber ein Anteil Ihres Ichs, den Sie nicht bewusst wahrnehmen, der jedoch über gewaltige Kräfte verfügt.

Wer aufgibt, legt einen Schalter im Gehirn um

Wenn wir etwas aufgeben, bleibt es unerreichbar. Deshalb gilt für alles, was wir unternehmen, dass wir nie aufgeben sollten. Jedes Aufgeben ist so, als würde im Gehirn ein Schalter umgelegt. Sie verlieren Ihren Tatendrang, der Schwung ist weg. Unsere spezifisch menschliche Form von Antrieb, Ehrgeiz und Zuversicht stellt für unseren Geist eine Art Schalter dar.

Unser Geist ernährt sich von Träumen wie der Körper von dem, was wir essen und trinken. Aus den Träumen, mit denen wir unseren Geist ernähren, gewinnt er Zielstrebigkeit.

Wenn das Sehvermögen nachlässt, können wir Eindrücke und Informationen nicht mehr so ungehindert aufnehmen wie früher, und daraufhin verlangsamt sich die Informationsverarbeitung im Gehirn, was als weitere Folge eine geistige »Unterernährung« nach sich zieht: Das Gehirn kann keine Nährstoffe mehr aufnehmen und unserem Geist zur Verfügung stellen. Wer in diesen Zustand gerät, neigt zum Aufgeben – auch zum Aufgeben seiner Träume. Bei nachlassender Sehkraft geben Sie Ihre Ziele und Träume allzu leicht auf und fügen Ihrem Gehirn damit großen Schaden zu.

Sind Korrekturmaßnahmen wie Brille, Kontaktlinsen, Laser-Operation oder Orthokeratologie falsch?

Das werde ich sehr oft gefragt. Meine Antwort lautet: grundsätzlich nein.

Keine Frage, Brille, Kontaktlinsen, Laser-Chirurgie und Orthokeratologie (Rückformung einer verkrümmten Hornhaut mit formstabilen, über Nacht getragenen Kontaktlinsen) können eine sofortige Verbesserung der Sehkraft bewirken, und das ist sicher angenehm und wünschenswert. Aber das geistige Sehvermögen, die Sehkraft des Gehirns, wächst dabei nicht unbedingt mit. Dann sehen Sie zwar besser, aber merkwürdigerweise hat das klare Sehen zur Folge, dass Sie leichter ermüden.

Und wenn Sie Ihre Augen weiterhin ungesunden Belastungen aussetzen, werden Sie erleben, dass Ihr Sehvermögen weiter nachlässt. Das ist dann aber nicht den genannten Korrekturmaßnahmen anzulasten, sondern dadurch bedingt, dass: 1. solche Maßnahmen die Sehkraft des Gehirns nicht wiederherstellen, zumal Sie 2. an den bisherigen ungesunden Belastungen Ihrer Augen nichts geändert und 3. den falschen Gebrauch Ihrer Augen nicht korrigiert haben. Anders gesagt: Es liegt ganz bei Ihnen.

Verlassen Sie sich also nicht ausschließlich auf Hilfsmittel oder Eingriffe, und geben Sie nie auf. Glauben Sie an sich, dann können Sie sich auch ändern. Das ist, auf den kürzesten Nenner gebracht, die Nakagawa-Methode.

1

Die Bedeutung der Sehkraft in unserem Leben

Die meisten Menschen orientieren sich von der Geburt bis zum Tod Tag für Tag überwiegend anhand ihres Gesichtssinns. Es ist uns so selbstverständlich, dass wir es kaum noch bemerken. Aber ohne unser Sehvermögen wären wir in den meisten Fällen nicht in der Lage, auch nur den nächsten Schritt zu tun.

Die Welt der Blinden erleben

Unbewusst leben wir meist in der Annahme, dass schlimme Dinge wie schwere Krankheiten, Verletzungen, Alter und Tod anderen Leuten passieren, aber nicht uns. Wir sagen uns einfach, dass dergleichen »einem wie mir« nicht widerfährt und wir unser ganzes Leben heil und wohlbehalten verbringen werden.

Aber wenn Sie wie ich alle Tage die Berichte von Leuten hören, die stark kurzsichtig sind und mit Komplikationen zu kämpfen haben, die durch grünen Star, eine Netzhautablösung oder Altersweitsichtigkeit fast erblindet sind oder vorübergehend ihr Augenlicht verloren, werden Sie sich sagen müssen, dass es heutzutage schon fast an ein Wunder grenzt, jemanden zu treffen, dessen Sehvermögen überhaupt nicht eingeschränkt ist.

Neulich habe ich an einem »Gespräch im Dunklen« teilgenommen, das mir Gelegenheit gab, durch eine vollkommen dunkle Welt zu spazieren. Es fand im stockdunklen Untergeschoss eines Gebäudes vor einem großen Tempel in Tokio statt. Gruppen von jeweils acht Leuten wurden von Sehbehinderten bei der Erkundung dieser pechschwarzen Welt geführt. Jetzt hatten wir Sehenden nur noch unsere übrigen Sinne und einen Blindenstock zur Verfügung. Wir hörten einen Bach murmeln, und ein Bereich war sogar akustisch als Waldzone gestaltet. Ich genoss die Führung, wollte aber auch herausfinden, wie ich ganz auf mich gestellt zurechtkommen würde, und entfernte mich immer wieder von meiner Gruppe.

Einmal stand ich mit meinem Stock wie erstarrt da und konnte mich nicht vom Fleck rühren. Es war derart dunkel, dass die Augen auch nach längerer Zeit keinerlei Lichtschimmer fanden, sosehr ich sie auch anstrengte. Hinzu kam ein ganz sonderbares Gefühl, nicht so richtig lebendig zu sein. Allerlei sorgenvolle Gedanken beschlichen mich: Was mochte mich wohl erwarten, und was sollte ich jetzt überhaupt tun? Dann fiel mir etwas ein, was heute schon so sehr zum Gemeinplatz geworden ist, dass man es sogar in der Zeitung finden kann: »Wir leben in unsicheren Zeiten, in denen man kaum weiß, wie es weitergehen wird.«

Also nahm ich schließlich allen Mut zusammen und wagte einen Schritt, und sofort sprangen mein Gedächtnis, mein Vorstellungsvermögen und meine Konzentration an und ließen mich fragen: »Was ist das für ein Geräusch?« oder »Wonach riecht es hier?« Oder ich fasste etwas an und fragte mich, woran es mich erinnerte. Ich war also zu den Verhaltensweisen zurückgekehrt, die im normalen Alltag unser Überleben sichern. Nach und nach gewöhnte ich mich an die totale Dunkelheit, und jetzt bekam das Ganze sogar etwas Spielerisches, etwa wenn ich bei den Gegenständen auf meinem Weg zu ertasten versuchte, um was es sich handelte.

Im zweiten Teil der Führung wurden wir mit Kaffee bewirtet, ebenfalls in pechschwarzer Finsternis. Ich tastete also nach meiner Tasse und stellte ebenso erstaunt wie belustigt fest, dass es mir nicht mühelos gelang, sie an die Lippen zu führen. Als ich dann trank, fand ich den Kaffee ziemlich fad und sagte mir, dass der Sichtkontakt offenbar auch für den Geschmack eine Rolle spielt.

Ganz schnell waren die eineinhalb Stunden der Führung um. Als ich wieder ins Licht trat, war ich von Herzen froh, und die ganze Spannung fiel von mir ab. »Wie schön, dass ich sehen kann«, dachte ich, und es fühlte sich an wie Dankbarkeit für den Umstand, dass meine Augen Licht aufnehmen können.

Nach diesem erlösenden Augenblick wurde mir sehr deutlich, wie wunderbar es ist, sehen zu können. Eigentlich, dachte ich, ist der Alltag doch eine endlose Folge tief berührender Augenblicke, ganz besonders nach dem Erlebnis dieser Welt, in der überhaupt nichts zu sehen war. Eigentlich begriff ich jetzt erst wirklich, wie wichtig die Sehkraft für uns Menschen ist.

Probieren Sie es selbst einmal aus. Verbinden Sie sich die Augen so, dass gar nichts mehr zu sehen ist, und probieren Sie dann aus, wie Sie sich im Zimmer zurechtfinden. Bewegen Sie sich langsam, berühren Sie die Dinge, die Tür, vielleicht das Treppengeländer – alles, was Sie täglich anfassen, ohne es je bewusst wahrzunehmen. Aus dem Haus gehen? Nein, das lassen Sie lieber sein.

Ihre Sehkraft entwickelt sich mit Ihnen

Ihre so unverzichtbare Sehkraft ist eng an Ihre persönliche Entwicklung gebunden. Oder andersherum: Ihre Entwicklung als Mensch bestimmt über die Entwicklung Ihres Sehvermögens. Ich persönlich bin davon überzeugt, dass meine Eltern und mein Geburtsort die wichtigsten Einflüsse für meine Entwicklung waren.

Wie jedes Neugeborene, dessen Sehschärfe den Wert von 0,1 erreicht, verfolgte ich genau, was in den Gesichtern meiner Eltern vorging, und wurde zutiefst von dem geprägt, was in diesen Gesichtern an Gefühlen und Gedanken zum Ausdruck kam. Das gesamte Verhalten der Eltern ist ein starker Entwicklungsreiz für die Persönlichkeit des Kindes. Lacht die Mutter, lacht das Kind ebenfalls, und wenn der Vater einige Zeit nicht zu sehen war, ist das für das Kind höchst beunruhigend. Die Wiederholung sehr vieler Erlebnisse dieser Art im Laufe der Zeit formt und verfeinert unsere Sehkraft als ein Zusammenwirken des äußeren Sehens mit den Augen und des inneren geistigen Sehens.

Ich bin in der Ortschaft Onomichi in der Präfektur Hiroshima geboren, und hier konnte ich, umgeben von großer Naturschönheit, aufwachsen.

Es ist eine Stadt der echten menschlichen Herzlichkeit, umgeben von Hügeln und mit herrlichen Ausblicken auf die Seto-Inlandsee. Der Shingon-Tempel Jodoji, der in Yasujiro Ozus Film

Tokyo Story (Die Reise nach Tokyo) vorkommt, war einer der Spielplätze meiner Kindertage. Es gibt in Onomichi so viele Tempel, dass der Ort auch »das Kyoto Westjapans« genannt wird, und auf dem Gelände so mancher Tempel habe ich mit den Kindern buddhistischer Äbte gespielt. In jedem Frühjahr erblühten die 1500 Kirschbäume im Garten des Senko-ji, die ein reicher Kaufherr früherer Zeiten gestiftet haben soll, wie auf Kommando alle gleichzeitig. Wenn die Blütenblätter später vom Wind davongetragen werden, bietet sich ein Anblick von fast überirdischer Schönheit. Ich erinnere mich noch gut an die tiefen Gefühle auf einem Hügel oberhalb der Stadt bei Sonnenuntergang, wo ich auf einem Felsen saß und dem tiefen Bong-Bong der Tempelglocken lauschte. Onomichi ist wirklich so schön, wie es in manchen Filmen des hier geborenen Regisseurs Nobuhiko Obayashi gezeigt wird.

Ich kann nur ahnen, dass mich diese ganze Szenerie sehr tief beeinflusst haben muss, das Stadtbild, die Berge in ihrem mit den Jahreszeiten wechselnden Farbkleid, das im Sonnenlicht funkelnde Meer. So etwas prägt einen Menschen in den Jahren der Kindheit und des Heranwachsens, es bildet den Charakter und bleibt einem als ein tief im Herzen verwahrter Schatz erhalten, von dessen inspirierender Kraft man ein Leben lang zehren kann.

Heutzutage spielen die Kinder kaum noch in der freien Natur, sondern größtenteils im Haus, und wenn sie doch einmal nach draußen gehen, in einen Park beispielsweise, spielen sie da ihre gewohnten Videospiele weiter. Damit sind sie die meiste Zeit beschäftigt, und natürlich kommt es dann auch nicht mehr häufig zu Gesprächen mit ihren Eltern. Und selbst wenn solche Gespräche stattfinden, sind sie innerlich doch anderswo. Da mögen die schönsten Blumen im Garten wachsen, verwilderte Katzen durch die Gassen streunen oder der Vollmond am Nachthimmel stehen, die Kinder nehmen so etwas gar nicht mehr wahr, so sehr lassen sie sich von ihren Spielen vereinnahmen. Den Rest der Welt blenden sie einfach aus.

Wenn ein Kind nur noch die über einen Bildschirm huschende virtuelle Welt im Sinn hat, wird seine Persönlichkeit zwangsläufig verbildet, und die Sehkraft – das äußere und innere Sehvermögen – kann sich nicht weiterentwickeln. Wenn wir das vermeiden möchten, müssen wir unsere Kinder wieder für die echte Natur jenseits ihrer Bildschirme begeistern, wir müssen ihnen mitreißende Ausblicke bieten, die sie zum Staunen bringen, und ihnen die Welt der unendlichen Möglichkeiten erschließen.

Biologische Rhythmen

»Alles beginnt mit dem Sehen«, habe ich eingangs gesagt. Die Sehkraft setzt also etwas in Gang. Sie weckt und aktiviert etwas, das bis dahin geschlummert hat. Sie ist eine Art Neubeginn, etwas Schöpferisches, etwas lebensbejahend Neues, weshalb ich sie gern als »Schalter des Glücks« bezeichne.

Wenn dieser Schalter des Glücks betätigt werden soll, müssen wir zuerst einmal Licht empfangen.

Haben Sie schon einmal von »Lichttherapie« gehört? In nordischen Ländern wie Schweden oder Finnland steigt im Winter mit seinen kurzen Tagen die Zahl der Menschen, die an Müdigkeit und Depressionen leiden. Da auch die Selbstmordrate im Winter generell zunimmt, lässt sich abschätzen, wie wichtig das Sonnenlicht für unsere Gefühlslage ist. Bei einer Reise nach Schweden habe ich viele Menschen auf Plätzen und in Parks beim Sonnenbaden angetroffen. In Japan wurde früher der Aufenthalt am Meer empfohlen, um Vitamin-D-Mangel vorzubeugen und generell das Immunsystem zu stärken. Der Strand von Oiso wurde zum ersten Schwerpunkt dieser »Sonnentherapie«. Auch in der Nähe meines Heimatorts gab es vor dem Krieg ein berühmtes Sanatorium, zu dessen Heilanwendungen Sonnenbäder gehörten.

Alle Anwendungen des Sonnenlichts zur Heilung oder Vorbeugung werden zusammenfassend als Lichttherapie bezeichnet.

Menschen brauchen Sonnenlicht. Unsere Sehkraft wird aktiviert, wenn wir über die Augen Sonnenlicht aufnehmen. Etliche Prozesse werden dadurch im Körper ausgelöst.

Das in unsere Augen einfallende Licht wird in der Netzhaut durch Rhodopsin oder Sehpurpur, ein sogenanntes Chromoprotein, in Nervenimpulse verwandelt, die vom Gehirn übersetzt werden. Anschließend kann das Gehirn über das Nervensystem entsprechende Handlungsanweisungen geben.

Solange kein Licht in unsere Augen gelangt, können wir nicht sehen, denken und fühlen, ja, uns nicht einmal bewegen. Damit überhaupt etwas geschehen kann, muss erst dieser Schalter betätigt werden, der die Sehkraft aktiviert.

Um noch einmal auf die nordischen Länder zurückzukommen: Wenn bei den Menschen in diesen Ländern die Sehkraft nachlässt oder den Augen mit den kürzer werdenden Tagen immer weniger Licht geboten wird, leidet auch der Lebenswille. Wenn ich den Leuten zuhöre, die zur Verbesserung ihres Sehvermögens zu mir kommen, stellt sich häufig heraus, dass sie auch an Depressionen leiden und deswegen in Behandlung sind. Ich betrachte diese Menschen als »kurzsichtig depressiv« und »weitsichtig depressiv«.

Aber weshalb leidet der Lebenswille, wenn die Sehschärfe und damit auch die (äußere und innere) Sehkraft nachlassen?

Der Grund ist darin zu sehen, dass die Sehkraft von entscheidender Bedeutung für die Stabilisierung der biologischen Rhythmen unseres Körpers ist.

Der Körper reguliert sich über vorgegebene Rhythmen beispielsweise für den Schlaf, den Hormonhaushalt und die Körpertemperatur, und für die Etablierung dieser Rhythmen ist unsere Sehkraft von entscheidender Bedeutung.

Hinter dem Auge, gleich oberhalb des von der Netzhaut kommenden Sehnervs, sitzt der sogenannte Nucleus supraopticus. Wenn am Morgen das erste Tageslicht in die Augen gelangt, nimmt der Nucleus supraopticus diesen Lichtreiz auf und übermittelt ihn als Signal an die Zirbeldrüse (die auch als »drittes Auge« bezeichnet wird). Die Zirbeldrüse wiederum stellt auf dieses Signal hin die Sekretion des Schlafhormons Melatonin ein und schüttet dafür vermehrt das aktivierend wirkende Hormon Serotonin aus. Das leitet dann die Aufwachphase des Körpers ein – insgesamt also ein biologischer Rhythmus. Geht die Sonne am Abend unter, bewirkt dieser Mechanismus, dass die Serotoninausschüttung zurückgefahren wird und dafür mehr Melatonin in den Körper gelangt. In diesem Fall gibt unser biologischer Rhythmus – unsere biologische Uhr – dem Körper die Anweisung zu schlafen.

Wenn mit unserer Sehkraft etwas nicht stimmt, sodass sie diesen Einfluss des Sonnenlichts nicht richtig umsetzt, gerät der Wechsel der Melatonin- und Serotonin-Phasen durcheinander –

die Hormone werden nicht mehr in der vorgesehenen Weise ausgeschüttet. Steht für die Schlafphase zu wenig Melatonin bereit, schlafen Sie schlecht, während sich Serotoninmangel als hohe Anspannung bemerkbar machen kann, weil es für die innere Ausgeglichenheit wichtig ist. Hier dürfte demnach deutlich zu erkennen sein, dass Depression samt ihren Folgeerscheinungen – abnehmende Vitalität und schwindender Lebenswille – durch gestörte biologische Rhythmen bedingt ist.

Unsere Sehkraft hängt unter anderem davon ab, dass unsere biologische Uhr richtig geht. Unser Körper ist nicht von Natur aus auf einen 24-Stunden-Rhythmus eingestellt, aber der beschriebene Anregungseffekt des Morgenlichts sorgt dafür, dass unser Körper diesen Rhythmus annimmt. Diese »Funkuhr« haben wir Menschen immer schon, aber das Signal kommt wie bei gewöhnlichen Funkuhren von außen.

Wer Depressionen vermeiden will, sollte gut für seine Augen, die Eintrittsstelle des Lichts, sorgen. Setzen Sie sich jeden Tag ein wenig der Morgensonne aus, das stabilisiert die Rhythmen Ihres Körpers.

Vom falschen Gebrauch der Sehkraft und den Folgen

Auf der Straße, auf dem Bahnsteig – Menschen, die fast nur noch auf das Smartphone in ihrer Hand starren, sind zum gewohnten Anblick geworden. Viele tun es sogar im Gehen, was natürlich ihre räumliche Wahrnehmung und die Entfernungseinschätzung stark behindert. Das Blickfeld wird auf diese Weise immer enger. Besonders schlimm ist daran, dass sie es nicht einmal merken. Die räumliche Orientierung ist außerdem stark von unseren Höreindrücken abhängig, aber auch die sind ja durch Ohrstöpsel oder Kopfhörer weitgehend ausgeschaltet.

Da kann es uns nicht wundern, dass die Menschen sich direkt oder mit ihren Taschen gegenseitig anrempeln – und ihr schlechtes Benehmen nicht einmal bemerken, sondern einfach weitergehen. In überfüllten Waggons kann dieses Verhalten dagegen schon mal Anstoß erregen, neuerdings mehren sich sogar die Fälle, dass die Leute in ihrer Unachtsamkeit von der Bahnsteigkante fallen, weil sie den Blick einfach nicht mehr vom Display lösen können. Wer Glück hat, kommt mit ein paar Schrammen und blauen Flecken davon, aber wehe, wenn man vor die einfahrende Bahn stolpert.

Natürlich können alle diese Menschen sehen, aber Augen haben sie nur noch für Displays und Bildschirme, und alle übrigen visuellen Reize blenden sie aus. Auch im Hellen verhalten sie sich nicht wesentlich anders, als tappten sie im Dunklen umher, der Unterschied scheint ihnen nicht bewusst zu sein. Und ganz offensichtlich entgeht ihnen auch, dass sie sich großen Gefahren aussetzen, wenn sie nicht auf ihre Umgebung achten.

Wie ist es dazu gekommen? Ich denke, es liegt daran, dass das Sehen beim modernen Menschen einen anderen Stellenwert bekommen hat. Ursprünglich haben wir ja unsere Sehkraft wie die Tiere hauptsächlich zum Überleben genutzt. In der Anfangszeit der Menschheitsgeschichte ging es fast ausschließlich darum, Gefahren auszuweichen und etwas zu essen zu finden, damit wir überleben konnten. Es ging auch darum, neue Landstriche zu besiedeln, Wasserquellen zu finden und den Blick zum Himmel zu richten, um den richtigen Zeitpunkt zum Beispiel für Aussaat und Ernte zu bestimmen. Es ging mit anderen Worten immer darum, unser Leben durch hohe Aufmerksamkeit zu sichern.

Mit der Zeit wurde immer mehr den Maschinen überlassen, und immer weniger mussten wir unsere Sehkraft zur Sicherung unseres Überlebens einsetzen.

Heute benutzen die jungen Leute ihre Augen fast nur noch zu Unterhaltungszwecken. Mit der rapiden Zunahme der mobilen Gerätschaften erlebt dieser Trend einen weiteren Aufschwung, und das Sehvermögen dient eigentlich nur noch sich selbst, jedenfalls nicht mehr der Sicherung des Lebens. Wenn man die jungen Leute so in ihre Spiele versunken sieht, dass sie ihr Smartphone erst weglegen, wenn sie schlafen gehen, und wenn man weiterhin bedenkt, wie sehr sie ihre Augen mit dem ständigen Bildschirmlicht belasten, kann man schon auf den Gedanken kommen, dass es sich um eine regelrechte Sucht handelt.

Die ursprünglich dem Überleben dienende Sehkraft wird jetzt überwiegend zum Zeitvertreib eingesetzt, und das kostet sogar immer wieder Menschenleben. Welch Ironie!

Sehgewohnheiten, die schaden

Wir alle haben unsere kleinen Unarten und Angewohnheiten. Seit mir klar geworden ist, dass sich der Grundantrieb unseres Sehens geändert hat, beobachte ich bestimmte Gewohnheiten mit Sorge. Ich möchte im Folgenden auf fünf dieser Gewohnheiten eingehen. Entdecken Sie einige davon an sich selbst?

1. Nicht mehr selbst entscheiden, was man sieht

In der Informationsgesellschaft werden Computer, Smartphone und Tablet ganz schnell so etwas wie unsere Augen. Im Internet gibt es schließlich so gut wie alles zu sehen, wenn nicht tatsächlich alles.

Sie haben das sicher auch schon des Öfteren erlebt. Sie starten Ihren Webbrowser, weil Sie etwas Bestimmtes recherchieren möchten, aber dann lassen Sie sich doch hierhin und dorthin entführen und beschäftigen sich schließlich mit Dingen, die mit Ihrem ursprünglichen Vorhaben aber auch gar nichts zu tun haben. Es ist fast so, als ginge es gar nicht mehr um Ihre Recherche. Ist es nicht viel schöner, für alles ansprechbar zu sein, was so daherkommt?

Wenn wir allzu lange auf LCD-Bildschirme starren, ermüdet das intensive Licht unsere Augen und das Gehirn, während es andererseits auch bestimmte Teile des Gehirns überreizt und dadurch Ihren Schlaf stört – und guten Schlaf würden Sie wirklich brauchen, damit sich die chronisch überlasteten Augen und das Gehirn erholen können. Bleibt dieser Erholungsschlaf aus, werden sich Gedächtnis, Konzentrationsvermögen und Fantasie nach und nach verabschieden.

2. Erlernte Leichtgläubigkeit

Wenn die erste Gewohnheit ein gewisses Maß erreicht hat, nehmen Sie die Storys und Streamings im Fernsehen und Internet zunehmend für bare Münze, als würden Sie das Geschehen, von dem jeweils berichtet wird, mit eigenen Augen verfolgen.

Aber man kann einfach nicht alles glauben, was die Medien sagen, es zeigt sich ja immer wieder, dass sie den Ereignissen ihren ganz eigenen »Drall« geben. Wenn Sie das alles unkritisch konsumieren, ohne auch nur nach der Glaubwürdigkeit der Berichte zu fragen oder sich gar ein eigenes Bild zu machen, wird Ihr Gehirn die Dinge schließlich gar nicht mehr selbst beurteilen wollen.

3. Nur das sehen, was man sehen möchte

Computer und Smartphone bieten reichlich Unterhaltung, man kann sich mit ihnen den ganzen Tag vertreiben, ohne dass es langweilig wird. Vielleicht ist Ihnen aber schon mal aufgefallen, wie die Zeit dabei verfliegt. Ursprünglich hatten Sie vielleicht nur ein paar Minuten mit einem Spiel verbringen wollen, aber irgendwann schrecken Sie hoch und merken, dass Sie eine ganze Stunde verplempert haben.

Es hat, wie bereits erwähnt, etwas von Sucht. Wenn Sie nach irgendetwas süchtig sind, bedeutet das auf der anderen Seite automatisch, dass Sie irgendetwas anderes ausblenden oder meiden – Dinge, die Ihnen unangenehm sind und die Sie nicht wahrhaben wollen.

Wenn wir etwas nicht sehen wollen, handelt es sich immer um unbequeme Wahrheiten oder etwas Belastendes und Schmerzliches – und dabei wäre gerade die Auseinandersetzung mit solchen Dingen für unsere Entwicklung wichtig. Solange wir uns nur mit dem befassen, was uns angenehm ist und uns in einem guten Licht erscheinen lässt, leben wir in einer überzuckerten Scheinwelt und verpassen unsere besten Chancen.

4. Nicht mehr hinsehen

Der weltberühmte japanische Künstler Taro Okamoto hinterließ unter anderem etliche keramische Skulpturen von japanischen Sitzpolstern, die, so die Beschreibung, »nicht möchten, dass man auf ihnen sitzt«. Sie wirken auch tatsächlich nicht sehr einladend, da ihre Sitzflächen erstens aus Keramik und zweitens als Gesichter modelliert sind. Mir ist die wahre Bedeutung dieser Kunstwerke erst neuerdings aufgegangen, seit ich so vielen Menschen begegne, die »nicht hinschauen möchten«.

Stellen Sie sich vor, Sie gehen eine Straße entlang, auf der Hochbetrieb herrscht. Innerhalb von zehn Minuten werden Sie von fünf entgegenkommenden Passanten beinahe oder tatsächlich angerempelt, weil sie ständig auf ihre Smartphones starren oder mit gesenktem Kopf dahertrotten. Sie achten einfach nicht mehr auf das, was vor ihnen ist. Sie nutzen ihre Sehkraft nicht, um auszuweichen, wenn es erforderlich ist, sie »möchten nicht hinschauen« und bestehen fast trotzig darauf.

Wie Okamotos Sitzpolster sich dem verweigern, wofür sie eigentlich da sind, nämlich dass man auf ihnen Platz nehmen kann, so verweigern sich Menschen, die »nicht hinschauen möchten«, dem eigentlichen Zweck ihres Sehvermögens. Deshalb halte ich diese Gewohnheit, nicht mehr hinzusehen, für äußerst bedenklich.

5. Wenn uns die Realität nicht mehr beeindruckt

In der Unterhaltungselektronik wird derzeit vor allem von den Fernsehern der nächsten Generation gemunkelt, die das Vierfache der Auflösung heutiger HD-Geräte haben werden und damit endlich »lebensechte« Bilder liefern sollen. Diese Fernseher, heißt es, werden uns begeistern, die Bilder werden uns in der Tiefe der Seele ansprechen. Mir ist das sehr unheimlich.

Mir klingt schon im Ohr, was die Leute wohl sagen werden, wenn sie Weltkulturerbe-Stätten oder große Kunstwerke berühmter Museen auf solchen Bildschirmen betrachtet haben. Ich vermute, es werden Sätze wie diese sein: »Man muss da gar nicht mehr hinfahren, um sich die Sache in natura anzusehen« oder »Die Fernsehbilder sind einfach brillanter als die Realität«. Solche hochauflösenden Bilder sind in der Regel so inszeniert und mit Musik unterlegt, dass sie noch erhebender wirken. Kein Zweifel, solche mit hohem Aufwand geschönten Bilder können eindrucksvoller wirken als die Realität – und wenn sie in 3D ausgestrahlt werden, dann erst recht.

Augen und Gehirn sind so angelegt, dass sie leicht auf optische Täuschungen hereinfallen. Ein gutes Beispiel ist die sogenannte Illusionsmalerei, die mit perspektivischen Finessen eine nicht vorhandene Räumlichkeit vorgaukelt. Die Augen kleben förmlich an solchen absolut real wirkenden Täuschungen.

Ich frage mich bei dem Ganzen, ob womöglich eine Zeit bevorsteht, in der wir gar nicht mehr zwischen Realität und Bild unterscheiden können.

Vergessen wir nie, wie wichtig das direkte Sehen realer Dinge mit unseren eigenen Augen ist. Täuschen wir uns nicht darüber hinweg, dass Bilder einfach nur Bilder sind.

Sollten Sie auch nur eine dieser fünf Angewohnheiten haben, könnte sie allein bereits Ihre Sehkraft beeinträchtigen. Seien Sie also vorsichtig, wenn Sie sich Ihre Sehkraft erhalten möchten, die am Ende eben doch durch nichts zu ersetzen ist.

Augenöffner
Wie mein Seh-Fitness-Programm entstand

Sechs Jahre nach der Eröffnung meines Vision Fitness Centers schrieb ich mich bei einem privaten Lehrinstitut für einen Marketing-Abendkurs ein, weil ich Mittel und Wege finden wollte, um der Nakagawa-Methode eine weitere Verbreitung zu sichern. Damals wurden die zunehmende private Computernutzung und die damit verbundenen Gesundheitsrisiken gerade zum großen Thema, und mir war es sehr wichtig, die Menschen vor der visuellen Informationsüberladung und vor beschleunigten Alterungsprozessen zu bewahren. Mir fiel damals ein kleiner Zeitschriftenartikel auf, in dem von einem Institut für Optometrie in den USA berichtet wurde und von der Möglichkeit der Anerkennung optometrischer Dienste als Versicherungsleistung.

Ich bewarb mich sofort um einen Auslandsstudienplatz im Rahmen eines Städtepartnerschafts-Programms. Nachdem ich den Zulassungstest bestanden hatte, reiste ich in die USA und besuchte dort ganz unverfroren etliche Fachleute für Optometrie. Einer von ihnen war Dr. Paul A. Harris in Baltimore, ein führender Experte auf dem Gebiet der Seh-Fitness. Er kümmerte sich in seiner Praxis rührend um mich, sodass ich alles in Erfahrung bringen konnte, was ich über die medizinische Versorgung und die Fitnessmethoden in seinem Land wissen wollte. Ich war davon ausgegangen, dass Amerika auf diesem Gebiet führend und Japan weit voraus war, musste jedoch enttäuscht feststellen, dass sich dort offenbar niemand mit der Wiederherstellung des Sehvermögens beschäftigte, einem Gebiet, das doch sicher für die Patienten von größter Bedeutung war. Nach meiner Rückkehr nach Japan begann ich ein eigenes Programm zu entwickeln, in dem ich meine ursprüngliche Nakagawa-Methode mit dem in den USA Gelernten verband.

2

Die rasant zunehmende Kurzsichtigkeit

Computer sind heute an sehr vielen Arbeitsplätzen unverzichtbar, und nicht wenige Menschen sitzen zehn und mehr Stunden pro Tag vor dem Bildschirm. Wenn sie nichts gegen ihre dadurch entstandene Kurzsichtigkeit unternehmen, können sich verheerende Augenkrankheiten einstellen.

Nachlassende Sehschärfe ist ein wichtiges Signal des Körpers

Es mag unglaublich klingen, aber die Japaner verlieren ihr Sehvermögen. Wenn einer darüber Bescheid weiß, dann ich, schließlich bin ich unmittelbarer Zeuge dieser Realität. Es erstaunt mich jedoch nach wie vor zutiefst, dass man diese Entwicklung und den gegenwärtigen traurigen Stand der Dinge einfach achselzuckend hinnimmt.

Ich will zur Verdeutlichung neuere Ergebnisse von 100 Sehschärfe-Tests anführen, die in meiner Firma Vision Fitness Center 2012 bei Erwachsenen und Kindern durchgeführt wurden.

Unsere Untersuchungen entsprachen den 1909 festgelegten internationalen Normen für solche Tests. Sie bestimmen die Sehschärfe anhand von Formen, die mit normal geöffneten Augen klar und scharf (also nicht nur ungefähr) innerhalb von drei Sekunden erkannt werden können. Mit Hilfe einer einfachen Sehtest-Tafel mit sogenannten Landoltringen (Bezugsadresse auf S. 233), können Sie Ihre Sehschärfe selbst ermitteln, wenn Sie möchten. Dazu stellen Sie die Tafel in einer Entfernung von drei Metern auf und prüfen sowohl beide Augen zusammen als auch jedes einzeln. Auf einer offiziellen Tafel sind fünf durchbrochene Ringe in einer Reihe zu sehen, und wenn Sie zwei davon nicht richtig erkennen, gilt Ihre Sehschärfe zu diesem Zeitpunkt als nicht ausreichend.

Das Vision Fitness Center ist die einzige Institution dieser Art in Japan, die sich auf das spezialisiert, was ich Sehkraft nenne. Tag für Tag suchen uns Menschen aus dem ganzen Land auf, davon sind 40 Prozent aus dem Großraum Tokio und 60 Prozent aus den übrigen Landesteilen beziehungsweise aus dem Ausland. Ich gehe also davon aus, dass unsere Daten ziemlich genau dem japanischen Durchschnitt entsprechen.

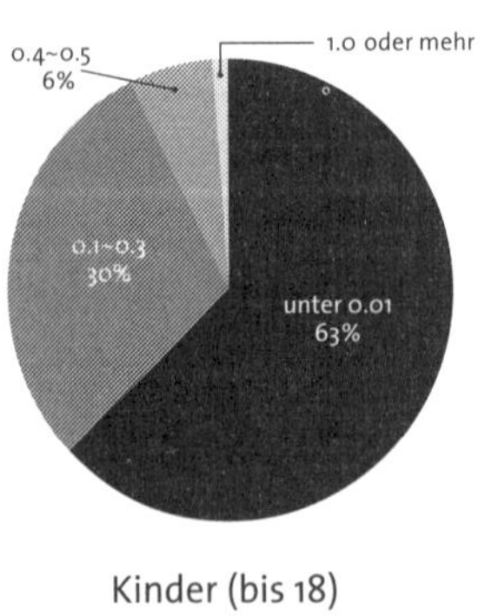

Kinder (bis 18)

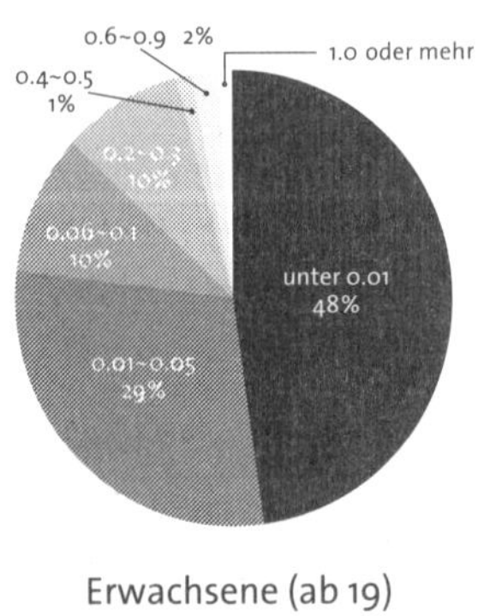

Erwachsene (ab 19)

Beachten Sie bitte, dass die Sehschärfe bei 63 Prozent der Kinder unter 0,01 und bei 48 Prozent der Erwachsenen unter 0,01 liegt. Wenn Sie bedenken, dass 0,01 der niedrigste Wert ist, der überhaupt festgestellt werden kann, muss man sagen, dass nahezu die Hälfte der Kinder und Erwachsenen überhaupt keine Sehschärfe mehr hat. Es kann also nicht einmal mehr von Kurzsichtigkeit die Rede sein. Wenn wir uns jetzt nicht ernsthaft für die Wiederherstellung des Sehvermögens engagieren, besteht kaum noch Hoffnung, dass wir je unsere Sehkraft zurückgewinnen.

Nachlassendes Sehvermögen ist eigentlich ein dankenswertes Warnsignal. Es geht von der Selbstheilungskraft des Körpers aus, die wir alle besitzen. Im Grunde sagt dieses Signal: »Wenn du deine Augen weiterhin falsch behandelst, wird deine Sehkraft nachlassen, bis du praktisch blind bist.« Sie sollten solch ein Warnsignal nie missachten. Nehmen Sie es lieber dankbar als wertvollen Hinweis an – das ist sogar der erste Schritt zur Verbesserung Ihres Sehvermögens.

Nehmen wir uns die furchtbare Wahrheit über den Niedergang unserer Sehkraft einmal wirklich zu Herzen, denken wir gut darüber nach, sonst könnte uns eines Tages der Verlust des Augenlichts drohen.

Schwache Augen mindern die Sehkraft des Gehirns

Die zunehmende Kurzsichtigkeit hat eine klar erkennbare Ursache, nämlich die rapide Zunahme der vor Bildschirmen verbrachten Zeit in den letzten 20 bis 30 Jahren. Unser Körper ist nicht in der Lage, sich in so kurzer Zeit auf diese neue Lebensform einzustellen, die beinhaltet, dass wir Tag für Tag stundenlang aus zu geringer Entfernung auf größere und kleinere Bildschirme starren. Eigentlich rufen unsere Augen uns zu, dass wir dagegen etwas unternehmen müssen, schließlich gab es in der langen Geschichte der Menschheit noch nie etwas auch nur entfernt Vergleichbares.

Wenn wir irgendetwas tun möchten, müssen wir unserem Körper eine entsprechende Anweisung geben. Aber der Körper kann nur aktiv werden, wenn die Sehkraft des Gehirns und die der Augen zusammenwirken.

Da unser Sehvermögen so viel schlechter geworden ist, kann unser Gehirn nicht einmal mehr denken oder Informationen richtig verarbeiten, und da kann es uns nicht überraschen, dass die Leute immer weniger körperlich aktiv sind. Für mich ist klar, dass nachlassendes Sehvermögen bei den Kindern die schulischen Leistungen mindert und bei Erwachsenen das Denkvermögen lahmlegt.

Wenn Sie das folgende Experiment gemacht haben, werden Sie wissen, was ich meine. Ziehen Sie einen Freund oder eine Freundin hinzu. Stellen Sie sich einander zugewandt hin. Einer von beiden streckt einen Arm aus und hält ihn so, während der andere diesen Arm nach unten zu drücken versucht. Sie werden sehen, dass hier erhebliche Kräfte im Spiel sind, wenn der eine seinen Arm zu halten versucht, während der andere ihn nach unten drückt.

Jetzt werden dem, der den Arm ausstreckt, die Augen verbunden, und der Versuch wird wiederholt. Erstaunlicherweise lässt sich der Arm jetzt viel leichter nach unten drücken. Dieser Effekt ist auch zu beobachten, wenn man nur ein Auge abdeckt. Wenn die Augen nichts mehr sehen, reduziert das Gehirn seinen Betrieb, und Sie sind nicht mehr in der Lage, mit Ihrem Arm Kraft aufzuwenden.

Nachlassendes Sehvermögen beeinträchtigt die Mobilisierung jeder Art von Kraft. Bildschirmbedingte Kurzsichtigkeit ist zum gesellschaftlichen Problem geworden, sie macht die Menschen willenlos, raubt ihnen das Konzentrationsvermögen und Gedächtnis und macht sie fantasielos, unkreativ, entscheidungsschwach und bewegungsfaul. Nachlassendes Sehvermögen zieht mit anderen Worten einen Niedergang der Gehirnleistung in allen Bereichen nach sich.

Wie gut behaupten Sie sich gegen Ihren Computer?

Versuchen wir einmal festzustellen, wie stark der tägliche Umgang mit dem Computer bereits Ihren Augen geschadet hat. Fragen Sie sich bitte, in welchem Maße die hier genannten Folgeerscheinungen bei Ihnen gegeben sind.

- Sie haben ein angespanntes Gefühl in den Augen oder der Augenumgebung.
- Die Augen fühlen sich überanstrengt an oder schmerzen.
- Die Dinge erscheinen unscharf.
- Sie bekommen in der Zeit am Computer oder danach Kopfschmerzen.
- Es fällt Ihnen schwer, den Blick stetig auf etwas zu richten.

- Der Monitor scheint seltsame Verfärbungen aufzuweisen.
- Sie können sich nicht auf Ihre Arbeit konzentrieren.
- Von der Augenumgebung gehen allerlei Missempfindungen aus.
- Sie ermüden schnell, auch wenn Sie Ihre Brille oder die Kontaktlinsen tragen.
- Sie brauchen immer stärkere Brillen oder Kontaktlinsen.
- Nacken und Schultern sind verspannt und schmerzen.
- Nach längeren Arbeitsphasen bekommen Sie Rückenschmerzen.
- Der ganze Körper fühlt sich müde und zerschlagen an.
- Sie blinzeln weniger.
- Arme, Handgelenke und Schultern schmerzen.
- Sie sind überreizt und nervös.
- Sie vertippen sich immer öfter.
- Manchmal regen Sie sich grundlos auf.

Wenn drei dieser 18 Punkte bei Ihnen zutreffen, leiden Sie womöglich schon an einer durch Bildschirmarbeit bedingten Augenerkrankung, die Sie nicht nur körperlich, sondern auch geistig belastet und einschränkt. Es gibt hierzu noch keine aussagekräftigen Statistiken, aber angesichts der Unmengen von Computern in der heutigen Welt geht man davon aus, dass allein in Japan zig Millionen Menschen davon betroffen sind.

Trotz dieser schwindelerregenden Zahlen ergreifen die meisten Computerbenutzer keine geeigneten Maßnahmen. Es entgeht ihnen zwar nicht, dass irgendetwas mit ihren Augen nicht stimmt, aber sie unternehmen nichts, weil sie annehmen, es handle sich um vorübergehende Störungen.

Erst unlängst wurde ich im Zusammenhang mit der Veröffentlichung dieses Buches von zwei Verlagslektorinnen besucht. Beide trugen keine Brille, und als ich mich erkundigte, sagten sie, ihre Augen seien von Jugend an ausgezeichnet. Nur so aus Interesse überprüfte ich trotzdem ihre Augen, und das Ergebnis fiel überraschend aus. Eine der Frauen hatte auf beiden Augen eine Sehschärfe von 0,7, bei der anderen ermittelte ich auf dem linken Auge 1,0 und auf dem rechten 0,8. Das waren keine ganz schlechten Werte, aber gut waren sie auch nicht gerade. Beide waren etwas kurzsichtig. Das erstaunte sie, und sie gaben beide an, sie hätten in letzter Zeit zunehmend am Computer arbeiten müssen und den Eindruck gewonnen, dass es die Augen belastete.

Ich empfahl ihnen sofort mein Seh-Fitness-Programm zur Wiederherstellung der Sehkraft (zu dem Sie alles Weitere im nächsten Kapitel erfahren). Überraschend schnell verbesserte sich die Sehschärfe bei der ersten Frau von 0,7 bei beiden Augen auf 1,0 links und 1,0 bis 1,5 rechts. Die andere erreichte auf beiden Augen eine Sehschärfe von 1,2. Daran ist zu erkennen, dass Kurzsichtigkeit im Frühstadium noch leicht abzufangen ist und man die normale Sehschärfe in kurzer Zeit wiederherstellen kann.

Ich bin inzwischen zu der Überzeugung gelangt, dass es in Japan praktisch niemanden mehr gibt, der tatsächlich gut sieht. Es ist wie bei diesen beiden Lektorinnen, dass die Leute sich etwas vormachen und in Wahrheit längst nicht so gut sehen, wie sie meinen. Aller Wahrscheinlichkeit nach hat der Bildschirm ihre Augen längst geschädigt, sie merken es nur noch nicht.

Die Epidemie der computerbedingten Kurzsichtigkeit

Wir modernen Menschen benutzen unsere Augen falsch.

Während wir in früheren Zeiten mit der Sonne aufstanden und zu Bett gingen, bleiben wir heute bis tief in die Nacht auf und verfolgen das Fernsehprogramm oder sehen uns DVDs an, falls wir uns nicht in Videospiele vertiefen oder im Internet surfen – und was die großen Städte an nächtlichen Vergnügungen und Einkaufsmöglichkeiten bieten, wird weidlich genutzt. In dem Maße, in dem Sie Ihren Schlaf und damit die nächtliche Erholungsphase beschneiden, müssen Ihre Augen Überstunden leisten.

Wenn der Blick längere Zeit auf den Computerbildschirm oder andere LCD-Displays gerichtet bleibt, bedeutet das für die Augen eine ständige Anstrengung bei gleichmäßig erweiterten Pupillen. Dabei wird die Augenmuskulatur auf eine Weise beansprucht, für die sie nicht gemacht ist, und so entsteht nach und nach Kurzsichtigkeit.

Die LED-Hintergrundbeleuchtung der Bildschirme ist ebenfalls problematisch. Sie hat einen hohen Anteil an blauem, also kurzwelligem Licht und belastet die Augen deutlich stärker als das natürliche Licht der Sonne. Es mag der Energieeinsparung und damit der Umwelt dienen, aber für die Augen ist es einfach gar nicht gut. Neuere Untersuchungen belegen sogar, dass ein ursächlicher Zusammenhang zwischen bläulichem LED-Licht und der gefürchteten Makuladegeneration besteht.

Ich spreche hier von »computerbedingter Kurzsichtigkeit«. Die meisten Leute, die unser Vision Fitness Center aufsuchen, sind in Berufen tätig, bei denen sie sehr viel am Computer arbeiten, zum

Beispiel Systems Engineering, Programmiertätigkeiten oder Grafikdesign.

Wenn wir die herkömmliche Kurzsichtigkeit mit einer gewöhnlichen Erkältung vergleichen, wäre die computerbedingte Form so etwas wie ein neues Grippevirus, das aggressiv über Geist und Körper herfällt und sich ausbreitet, um einen Computernutzer nach dem anderen zu befallen.

Ihre Augen werden sich natürlich phasenweise erholen, aber wenn Sie dann sorglos werden, treten die lästigen Symptome bald wieder auf. Sie müssen unbedingt etwas tun, sonst könnte Ihr Sehvermögen verlorengehen.

Wenn Sie im Büro sieben, acht Stunden am Computer gesessen haben, geht es weiter mit dem Smartphone, und zu Hause surfen Sie im Internet. Das sind die besten Brutbedingungen für computerbedingte Kurzsichtigkeit.

Es ist noch nicht lange her, dass man sagte, die Kurzsichtigkeit nehme jenseits der 20 nicht weiter zu. Heute jedoch deutet alles darauf hin, dass diese Regel nicht mehr gilt. Um es zu wiederholen: 63 Prozent der Erwachsenen verfügen heute nur noch über eine Sehschärfe von 0,01 oder weniger. Da auch die Kurzsichtigkeit auf dem Vormarsch ist, sehe ich kommen, dass künftig immer mehr 20- bis 40-Jährige mit Grünem Star (Glaukom) in die Arztpraxen kommen. Ich glaube übrigens, dass bei einem durch Kurzsichtigkeit ausgelösten Glaukom das Sehvermögen deshalb nachlässt, weil der Sehnerv wegen der Fehlbelastung der Augen und einer stark eingeschränkten Durchblutung vom Hals aufwärts nicht mehr richtig ernährt werden kann. Der Computer ist aus unserem Leben nicht mehr wegzudenken, aber vergessen wir nie, dass er auch ein gefährliches Monster sein kann.

Schauen Sie nur noch mit einem Auge?

Wenn man den Tag über viele Stunden auf Bildschirme und kleine Displays blickt, kann es nicht ausbleiben, dass man nach einiger Zeit nur noch ein Auge benutzt. Wenn Sie irgendeinen Gegenstand anschauen, ist es normalerweise so, dass beide Augen auf die gleiche Entfernung scharf stellen. Da man jedoch an den meisten Bildschirmarbeitsplätzen sehr nah am Bildschirm sitzt (30 bis 50 Zentimeter), geben die Augenmuskeln nach einiger Zeit schlichtweg auf, und Sie sehen dann nur noch auf einem Auge scharf. Sie schalten von beidseitigem Sehen (Binokularsehen) auf eines der beiden Augen um, weil Sie das insgesamt als angenehmer empfinden. Im Übrigen reicht am Bildschirm ja auch ein Auge, da er flach ist und kein räumliches Sehen verlangt.

Bei mobilen Geräten besteht noch ein zweiter Grund dafür, dass Sie nur noch mit einem Auge scharf sehen, nämlich die horizontale Textausrichtung, die zwar in weiten Teilen der Welt der Normalfall ist, nicht jedoch in Japan. Bislang.

Auch in Japan wird die horizontale Formatierung von Dokumenten inzwischen die Norm, wenn wir einmal von Büchern und Zeitungen absehen. Auch private Korrespondenz ist heute überwiegend horizontal ausgerichtet. Texte, die auf Bildschirmen und Displays erscheinen, erhalten ebenfalls das horizontale Layout, wohl zur Harmonisierung mit den internationalen Standards.

Wenn wir einen in Spalten formatierten Text lesen, bewegen sich die Augen simultan auf und ab und haben einen gemeinsamen Schärfepunkt, der immer ungefähr in der Mitte des Blickfelds liegt. Ist der Text jedoch in Zeilen formatiert, bewegen sich die Augen in der Horizontalen hin und her, sodass die Augen aus wechselnden Winkeln auf die Zeile blicken und die Schärfepunkte deshalb immer minimal unterschiedlich sind. Hier müssen die Augen ständig ihre Scharfeinstellung anpassen, was eine gegenüber dem Spaltenlayout höhere Belastung mit sich bringt. Es ist dann auf die Dauer angenehmer, mit nur einem Auge zu lesen.

Wo man diese Art des Lesens gewohnt ist, wird sie vielleicht als angenehmer empfunden, aber in Japan besitzt die vertikale Textausrichtung eine lange Tradition, und unabhängig davon, welche Form man nun als angenehmer empfindet, belastet das Lesen von oben nach unten die Augen eindeutig weniger stark.

Nun, die Verhältnisse ändern sich wie gesagt auch in Japan, und so besteht auch hier die Gefahr, dass das Lesen mit nur einem Auge zur Gewohnheit wird. Sobald Sie anfangen, nur noch mit einem Auge scharf zu sehen, wird dieses eine Auge übermäßig strapaziert, und damit wächst die Gefahr der Kurzsichtigkeit auf diesem Auge. Dieses einäugige Sehen beeinträchtigt auch Ihr Nervensystem, den Hormonhaushalt, den Appetit, den Schlaf und überhaupt Ihr körperliches Wohlbefinden, sodass es zu heftigen Stimmungsschwankungen kommen kann.

Computerbedingte Kurzsichtigkeit – ein deutliches Warnzeichen

Wie Erkältungen schlimme Folgekrankheiten auslösen können, wenn sie nicht richtig auskuriert werden, so fordert uns auch die Kurzsichtigkeit auf, entschlossen aktiv zu werden, da sonst alle möglichen Komplikationen eintreten können. Wenn Sie diese

Komplikationen dann ebenfalls missachten, kann es sein, dass Sie Ihr Sehvermögen schließlich einbüßen. Starke computerbedingte Kurzsichtigkeit kann tatsächlich sehr ernste Krankheiten nach sich ziehen. Es genügt in diesem Fall nicht, Ihre Sehkraft wiederherzustellen, sondern Sie müssen außerdem dafür sorgen, dass alle Einschränkungen der Blutzufuhr zu den Augen beseitigt werden, um der Gefahr der Erblindung vorzubeugen.

»Was, erblinden, nur weil ich viel Zeit am Computer verbringe?«, werden Sie vielleicht ungläubig fragen. Aber sehen Sie sich einmal die folgenden wissenschaftlichen Untersuchungsergebnisse an, dann werden Sie verstehen, was ich meine.

Gründe für den Verlust der Sehkraft in Japan

(Quelle: Ministerium für Gesundheit, Arbeit und Soziales, 2007)

1. Grüner Star (20 Prozent)
2. Diabetische Retinopathie (19 Prozent)
3. Pigment-Degeneration der Netzhaut (13,5 Prozent)
4. Makuladegeneration (9,3 Prozent)
5. Atrophie der Netzhaut und Aderhaut (8,6 Prozent)
6. Starke Kurzsichtigkeit (7,8 Prozent)
7. Hornhauterkrankungen (3,4 Prozent)
8. Grauer Star (3,2 Prozent)
9. Sonstige (14,3 Prozent)

Die Risiken 1, 4, 5 und 8 sind als Komplikationen der Kurzsichtigkeit anzusehen. Wenn wir die Prozentangaben (einschließlich

Punkt 6 natürlich) addieren, kommen wir auf 48,9 Prozent. Damit können wir sagen, dass knapp 50 Prozent der Ursachen für den Verlust des Sehvermögens etwas mit Kurzsichtigkeit zu tun haben.

Die gesamte Kausalkette würde dann so aussehen:

Überlastung der Augen → Kurzsichtigkeit → Verschlimmerung der Kurzsichtigkeit → Komplikationen → Verlust des Sehvermögens.

Sie sehen also, dass Sie Kurzsichtigkeit nicht auf die leichte Schulter nehmen dürfen, kümmern Sie sich darum. Dazu müssen Sie zuerst ermitteln, wie es um Ihr Sehvermögen bestellt ist und wie viel Schaden Ihnen der Computer bereits zugefügt hat.

Wenn Sie Grund zu der Annahme haben, dass bei Ihnen eine computerbedingte Kurzsichtigkeit vorliegt, müssen Sie sofort etwas unternehmen. Im nächsten Kapitel stelle ich Ihnen ein Trainingsprogramm vor, mit dem Sie Ihre Sehkraft gezielt verbessern können.

Ich muss sicher nicht eigens betonen, dass es für Ihr weiteres Leben entscheidend wichtig ist, den Verlust Ihres Sehvermögens abzuwenden.

Der steife Hals – ein großes Problem für die Augen

Ein steifer Hals und verspannte Schultern – die meisten Menschen nehmen solche Probleme nicht ernst genug. Bei Leuten mit eingeschränktem Sehvermögen findet man erstaunlich häufig Nackensteifigkeit und verspannte Schultern vor. Wer stundenlang ununterbrochen am Computer sitzt, bei dem verspannen sich die für diese Haltung zuständigen Muskeln der ganzen Schulterpartie. Solche Verspannungen können sich den Nacken und Hals hinauf fortsetzen und die Durchblutung des Gehirns und der Augen behindern. Deshalb besteht ein direkter Zusammenhang zwischen Nacken- und Schultersteifigkeit einerseits und unserem Sehvermögen andererseits.

Die Blutversorgung des Gehirns sichern drei große Arterien, die durch den Hals zum Kopf aufsteigen: die innere Halsschlagader, die äußere Halsschlagader und die Wirbelarterie. Speziell für die Versorgung der Augen sind dann unter anderen die Arteria basilaris, die Arteria ophthalmica und die Arteria ciliaris zuständig. Neben den großen Muskeln des Hals- und Schulterbereichs, dem Trapezmuskel und dem sogenannten Kopfnicker, finden sich hier noch zahlreiche kleine Muskeln und Muskelbündel, und wenn es bei diesen Muskeln zu Versteifungen kommt, geraten die Blutgefäße und Nerven in Bedrängnis, was insgesamt den Blutstrom in Richtung Kopf beeinträchtigt.

Wissenschaftlichen Untersuchungen zufolge können Schulter und Nackensteifigkeit die Blutversorgung des Gehirns so stark verringern, dass es schließlich mit einem Viertel der normalen Blutmenge auskommen muss, und dass dieses Kontrollzentrum unseres gesamten Handelns bei einer so miserablen Versorgung ordentlich arbeiten kann, ist völlig undenkbar. Es ist ungefähr so, als würden wir uns selbst strangulieren.

Die typische Computerhaltung versteift jedoch nicht nur unsere Muskeln, sondern kann auch die Knochen schädigen. Wenn Sie über längere Zeit ständig auf den Computerbildschirm blicken, merken Sie kaum, wie Sie Ihr Kinn einziehen und Kopf und Hals in dieser Haltung fixiert werden. Mit der Zeit büßt Ihre Halswirbelsäule dann ihre natürliche Biegung ein und wird gerade. Man spricht heute vom »Smartphone-Nacken«, zu dem es aber wie gesagt auch durch Computerarbeit kommen kann.

Diese Veränderung der Halswirbelsäule löst dann wiederum Schultersteifigkeit aus, und beides zusammen schwächt nicht nur unser Sehvermögen, sondern kann auch Kopfschmerzen, Schwindel und Übelkeit erzeugen. Bei stark eingeschränkter Blutversorgung des Gehirns kann sogar die Hormonausschüttung behindert werden, sodass es zu Depressionen kommt.

Sie kennen vielleicht das meist als *Sukiyaki* bekannte Lied *Ue o muite aruko* von Kyu Sakamoto, dessen Titel »Während ich laufe, schaue ich nach oben« bedeutet. Das ist eine gute Anregung, denn tatsächlich erweist es sich als nützlich, den Kopf beim Betrachten der Dinge leicht zu heben, was auch die Brust öffnet. Dafür müssen Sie den Computerbildschirm oder das Smartphone aber auf Augenhöhe vor sich haben, anstatt nach schräg unten zu blicken. Jedenfalls sollten Sie immer sofort etwas unternehmen, sobald Sie die einsetzende Nackensteifigkeit spüren.

Machen Sie die folgenden Übungen immer wieder mal, wenn Sie am Computer beschäftigt sind, und dann erneut nach Abschluss der Arbeit. Sie lösen nicht nur die Steifigkeit, sondern verhindern auch die Entstehung des Smartphone-Nackens.

1. Lockerungsübungen für den Hals

Verschränken Sie die Hände hinter dem Kopf, und drücken Sie ihn nach vorn, während Sie mit dem Kopf nach hinten drücken (zehn Sekunden).

Stützen Sie sich mit den Ellbogen auf, und legen Sie das Kinn in die Hände. Schieben Sie das Kinn in dieser Haltung vor, um den Hals zu strecken (zehn Sekunden).

Halten Sie die rechte Kopfseite mit der linken Hand, und neigen Sie den Kopf nach links. Danach entsprechend mit der rechten Hand (je zehn Sekunden).

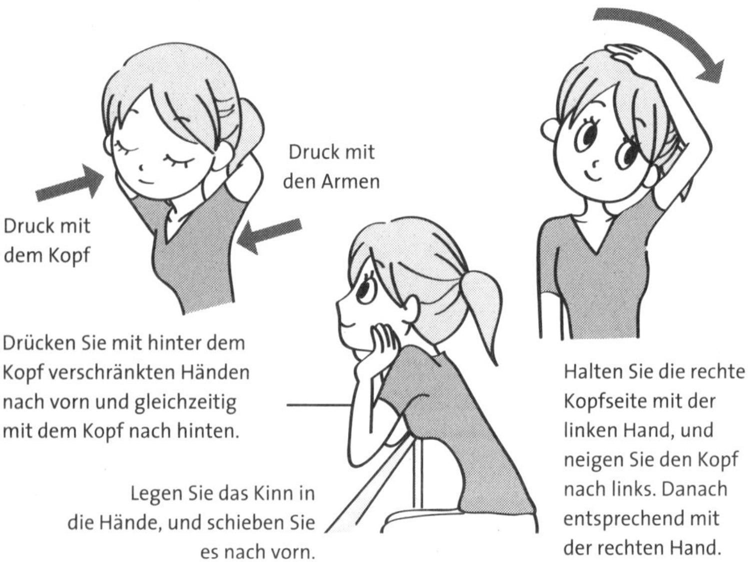
Druck mit
den Armen
Druck mit
dem Kopf
Drücken Sie mit hinter dem Kopf verschränkten Händen nach vorn und gleichzeitig mit dem Kopf nach hinten.
Legen Sie das Kinn in die Hände, und schieben Sie es nach vorn.
Halten Sie die rechte Kopfseite mit der linken Hand, und neigen Sie den Kopf nach links. Danach entsprechend mit der rechten Hand.

Lockerungsübungen für den Hals

2. Lockerungsübung für die Schultern

Verschränken Sie die Hände hinter dem Kopf, um zuerst die eine und dann die andere Schulter seitwärts zu bewegen und zu strecken (je zehn Sekunden).

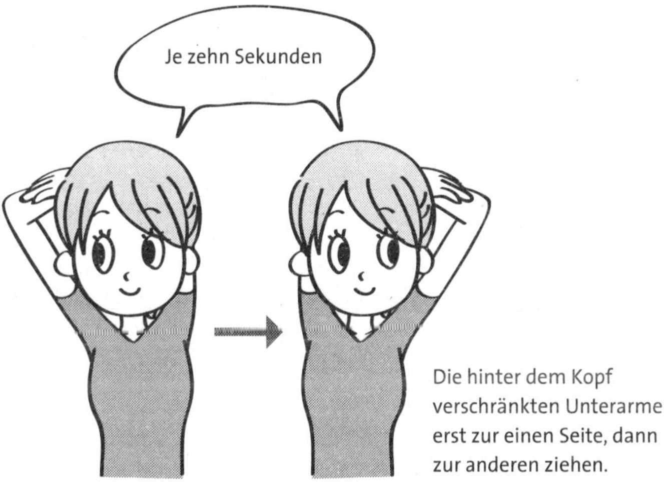
Je zehn Sekunden
Die hinter dem Kopf verschränkten Unterarme erst zur einen Seite, dann zur anderen ziehen.

Lockerungsübung für die Schultern

Augenöffner
Wer kann Pilot werden?

Fast jeder Junge hat früher davon geträumt, Pilot zu werden. Mit dem Steuerknüppel in der Hand würde man sein Flugzeug in alle Länder der Welt fliegen, fließend Englisch sprechen und eine Menge Geld verdienen. Die Zeiten haben sich geändert, und heute sieht das alles nicht mehr ganz so rosig und romantisch aus. Aber es gibt schon noch einige, die gern Pilot werden möchten.

Um Pilot werden zu können, brauchte man früher einen »Visus«, das heißt eine nicht mit optischen Hilfsmitteln unterstützte Sehschärfe von 1,5. Solche Anforderungen werden inzwischen in der zivilen Luftfahrt nicht mehr gestellt. Pilot kann man heute noch werden, wenn die Kurzsichtigkeit 4,5 Dioptrien nicht überschreitet, und das entspricht einer Sehschärfe von 0,05 (wirklich 0,05 und nicht etwa 0,5!). Hat die Jugend heute so schlechte Augen, dass man die Anforderungen so weit senken musste, weil sonst niemand mehr Pilot werden kann?

Ich lerne in meinem Vision Fitness Center viele kurzsichtige Anwärter auf den Pilotenschein kennen. Bei manchen liegt die Sehschärfe auf beiden Augen unter 0,1, aber sie haben das Ziel, ohne optische Hilfsmittel ein Flugzeug zu steuern. Sie wollen keine Brillen und Kontaktlinsen und setzen alles daran, ihr Sehvermögen durch Übungen wiederherzustellen. Hier ein Beispiel für den Erfolg solcher Bemühungen.

Ein 24 Jahre junger Mann aus der Präfektur Chiba hielt unbeirrbar an seinem Traum fest, zur Pilotenausbildung zugelassen zu werden und dann tatsächlich zu fliegen. Hier in Zahlen sein Sehvermögen vor und nach dem Übungsprogramm:

Kurzsichtigkeit (in Dioptrien)
Vorher R -3,75, L -4,0
Nachher R -0,5, L -0,5

Astigmatismus (in Dioptrien)
Vorher R -0,5, L 0,5
Nachher R 0,0, L 0,0

Sehschärfe
Vorher R 0,04, L 0,05
Nachher R 1,5, L 1,0 bis 1,5

Der junge Mann schrieb später: »Mit diesen Ergebnissen erfüllte ich die Anforderungen für die Pilotenausbildung und wurde angenommen! Wäre ich nicht auf das Vision Fitness Center gestoßen, wahrscheinlich hätte ich meine Pilotenträume inzwischen begraben.«

3

Sehübungen fürs Gehirn mobilisieren ungenutzte Sehkraft

Ihre Augen und Ihr Gehirn sind ein gut eingespieltes Team. Wenn das Gehirn geeignete Anregungen bekommt, können auch die Augen besser sehen, und wenn die Augen besser werden, stärkt das Ihr Gehirn. Mit Übungen für Konzentration, Gedächtnis und Imagination verbessern Sie Ihre Sehkraft auf natürliche Weise.

Die Sehkraft vom Gehirn aus verbessern

In früheren Zeiten diente das Sehen den Menschen zum Leben. Das Gehirn gibt den Augen ein Kommando: »Seht euch nach Beute um!«, und schon spähen die Augen umher. Wenn man auf die Jagd angewiesen ist, kann man nur so zum Erfolg kommen. Die Augen sehen sich um und stellen scharf, weil das Gehirn es so anordnet. Wenn Sie besser sehen möchten, müssen Sie diesen »Schaltkreis« reaktivieren.

In noch viel weiter zurückliegender Zeit setzten unsere fernen Vorfahren vielleicht einfach dem nach, was gerade in ihr Blickfeld geriet, die Augen suchten noch nicht aktiv. Vermutlich wurden die Jagderfolge deutlich besser, als das Gehirn anfing, den Augen Anweisungen zu geben. Dieses Zusammenspiel zwischen Augen und Gehirn machte die Nahrungssuche sehr viel effektiver.

Machen wir jetzt einen Sprung von der »Beute« zu »Träumen«. Würde da nicht das Gleiche gelten? Das Gehirn sammelt Informationen über die Augen, und wenn gerade kein nagender Hunger herrscht, verarbeitet es sie zu anderen Wünschen, zu Träumen, für deren Verwirklichung es dann auch sorgt. Das würde folglich bedeuten: Verbessern Sie Ihr Sehvermögen, und Sie können Ihre Träume wahr machen.

Mit der vorgestellten Sehtest-Tafel, die Landolt-Ringe als international anerkannte Normsehzeichen verwendet, können Sie ermitteln, wie es um Ihre Sehschärfe bestellt ist. Wenn Sie mit bloßem Auge nicht über den Wert von 0,3 kommen, wiederholen Sie den Test bitte mit Ihrer Brille beziehungsweise den Kontaktlinsen. Lassen Sie sich vom Ergebnis auf keinen Fall entmutigen, auch dann nicht, wenn Ihre Sehkraft nach einer Laser-Operation der Hornhaut zurückgegangen ist. Mit diesem Test geben Sie bereits den ersten Anstoß zur Verbesserung Ihrer Sehkraft.

Jetzt konzentrieren Sie sich nach bestem Vermögen auf den Gedanken: »Ich kann sehen!«, bevor Sie sich erneut der Testtafel zuwenden. Sobald Sie erkannt haben, was in einer Zeile zu sehen ist, gehen Sie zur nächsttieferen über. Es macht nichts, wenn Sie da zunächst alles verschwommen sehen. Gehen Sie an die Grenzen Ihrer Sehkraft, aber vergewissern Sie sich ab und zu, ob das, was

Sie zu erkennen glauben, auch wirklich zutrifft. Sie werden überrascht sein, wie gut Sie sehen.

Und wenn Sie erneut den genauen Wert Ihrer Sehschärfe ermitteln, werden Sie noch überraschter sein, weil Ihre Sehschärfe um fünf Stufen gestiegen ist.

Die Erinnerung an klares Sehen – Ihr »latentes Sehvermögen«, wie ich es nenne – ist Ihrem Gehirn aufgeprägt und bleibt erhalten, solange Sie leben. Der Zweck dieser Sehtest-Tafel und natürlich der Übungen in diesem Buch besteht darin, dieses latente Sehvermögen zu wecken und wieder zu etablieren. Sie lesen richtig: Ihr wahres Sehvermögen schläft tief und fest in Ihrem Gehirn.

Wie schnell Sie Ihr Sehvermögen aufwecken können, hängt davon ab, wie steif Ihre Augenmuskeln inzwischen geworden sind. Wenn Ihre Augenmuskeln nicht genügend bewegt werden und deshalb steif sind, lassen die Erfolge wahrscheinlich ein wenig auf sich warten, aber solange die Muskeln noch geschmeidig sind, können Sie mit baldigen deutlichen Verbesserungen rechnen. Die Muskeln bewegen sich, wenn sie vom Gehirn auf einen Gedanken hin entsprechende Nervensignale bekommen, aber verhärtete und steife Muskeln können diese Signale nicht richtig umsetzen.

Im 4. Kapitel finden Sie Übungen für die Flexibilität der Augenmuskeln.

Wichtig ist aber vor allem, wie es dann weitergeht. Haben Sie eine erste Verbesserung Ihrer Sehkraft erlebt, müssen Sie dranbleiben und jeden Tag üben, um wieder die nächsthöhere Stufe zu erreichen, von der Sie träumen und die Sie dann absichern und ausbauen müssen. Und wenn Sie sich erneut um eine Stufe verbessern, gilt es auch diesen Erfolg zu stabilisieren. Immer wieder üben, das ist das Geheimnis. Es wird dann nicht lange dauern, bis auch die Kurzsichtigkeit und die Hornhautverkrümmung zurückgehen, und im gleichen Maße gewinnen Sie natürlich Motivation und Durchhaltewillen.

Fragen Sie also nicht: »Wie weit kann ich meine Sehkraft verbessern?« Das liegt nämlich ganz bei Ihnen. Sobald Sie die ersten Verbesserungen erkennen, wissen Sie, dass Ihnen keine Grenzen gesetzt sind.

Weshalb Sie sehen können, wenn Sie daran glauben

Grundsätzlich ist es so, dass wir das wahrnehmen, worauf wir unsere Aufmerksamkeit richten.

Wenn Sie sich darauf konzentrieren, dass Ihr Geist, Ihr Bewusstsein, sehen kann, wird sich das visuelle Sehvermögen einstellen. Auf diesem Wege, das heißt über die Kraft des Geistes, lässt sich eine Normalisierung des Sehvermögens bewirken, und wenn das erreicht ist, brauchen Sie Ihre Sehkraft nur noch ein wenig zu pflegen, um sie zu erhalten. Das ist der Kern meines Ansatzes zur Wiederherstellung des Sehvermögens mit Methoden des Yoga. (Mit »Yoga« spreche ich allerdings weniger die Haltungen und Übungen dieses uralten Systems an, sondern die Philosophie, die im Hintergrund steht und auch den Buddhismus und folglich den Zen-Buddhismus prägte.)

Letzten Endes ist nichts weiter zu tun, als die Augen gemäß der sogenannten Reizstufenregel (auch Roux-Prinzip genannt) zu trainieren und so zu kräftigen. Diese von dem Anatom Wilhelm Roux

1895 aufgestellte Regel besagt, dass mäßig bis deutlich »überschwellige« Reize die Muskeln unabhängig vom Alter aufbauen, während »unterschwellige« oder extrem überschwellige Reize das Leistungsniveau der Muskeln senken. Mehr ist für die Wiederherstellung des Sehvermögens eigentlich nicht zu bedenken.

Der typische moderne Ansatz zur Korrektur von Sehschwächen besteht in Hilfsmitteln wie Brillen und Kontaktlinsen oder Eingriffen wie Laser-Chirurgie und Orthokeratologie (Formung der Hornhaut mittels formstabiler Kontaktlinsen), ohne die Grundstörung – Kurz- oder Weitsichtigkeit – zu heilen.

Ich beschreibe in diesem Buch eine Korrekturmethode, die eher meiner asiatisch geprägten inneren Stimme entspricht und möglichst ohne chirurgische Eingriffe und Medikamente auskommt. Ich selbst bin leicht weitsichtig und habe eine Sehschärfe von 1,2. Mit 28 stellte sich bei mir eine leichte Kurzsichtigkeit ein, die meine Sehschärfe auf 0,6 senkte, aber ich konnte sie aus eigener Kraft wieder auf 1,2 steigern. Später konnte ich auch die Altersweitsichtigkeit größtenteils aufhalten, sodass ich bis heute ohne Brille lesen und schreiben kann – und das, obwohl ich meinen Augen mit vier oder fünf Buchveröffentlichungen pro Jahr einiges zugemutet habe. Meine Sehkraft ist ungeschmälert geblieben, aber ich kümmere mich ja auch um meine Augen und wende täglich die Nakagawa-Methode an, die ich selbst nach Prinzipien und Praktiken des Yoga und der östlichen Philosophie entwickelt habe. Letztlich geht es um die Realisierung latenter Fähigkeiten durch die Kraft des Geistes.

Nachdem ich diese Methode nun seit 34 Jahren vermittle, kann ich mit Sicherheit sagen, dass sie für viele Menschen geradezu Wunderbares bewirkt. Darauf bin ich stolz, und ich weiß auch, dass darin der Sinn und Zweck meines Lebens liegt. Ich selbst möchte mit dieser Methode jung und gesund bleiben, womit ich sagen will, dass die Nakagawa-Methode nicht nur Mittel zum Zweck, sondern außerdem eine Lebensform ist.

Die Yoga-Philosophie hat in viele Formen des asiatischen Denkens Eingang gefunden, auch der Buddhismus und das Zen sind von ihr geprägt. Eine der acht Stufen des traditionellen Yoga, die fünfte, wird *Pratyahara* genannt, und gemeint ist damit die Beherrschung oder Disziplinierung der Sinne. Grundsätzlich geht es darum, dass es durch Ausrichtung unserer bewussten Wahrnehmung zu Sinnesempfindungen kommt, und dieses Prinzip finden wir sogar in westlichen Ansätzen wie dem Autogenen Training von Johannes Heinrich Schultz wieder.

An der Nakagawa-Methode sind zwei Anteile zu unterscheiden, nämlich geistige Techniken und solche, die bei den Augen ansetzen. Andere Ansätze verwenden jeweils nur einen der beiden Anteile. Die Pilates-Methode wendet Yoga-Übungen im Rahmen der Gymnastik an, während die Bates-Methode Yoga-Übungen in ihr Sehtraining integriert.

Es ist vielleicht nicht ganz einfach nachzuvollziehen, dass für das Sehen eigentlich Geist und Gehirn zuständig sind. Aber wie kann das Gehirn zur Wiederherstellung unseres Sehvermögens beitragen? Nun, es erinnert sich, wie klar wir sehen konnten, bevor sich unsere Sehkraft verschlechterte, und es erinnert sich auch an alle Begleitumstände wie beispielsweise seine eigenen Kommandos für die korrekte Betätigung der Augenmuskeln. Mit dem klaren, starken Gedanken, dass Sie sehen können, rufen Sie diese schlummernden Erinnerungen wach, und damit kehren auch die mit dem Sehen einhergehenden Körperempfindungen zurück.

Wie stark ist die Sehkraft Ihres Gehirns?

Es gibt ein paar Anhaltspunkte, nach denen Sie die Sehkraft Ihres Gehirns einschätzen können.

Haben Sie einige der folgenden Erscheinungen in letzter Zeit an sich beobachtet?

- Sie verlieren bei der Arbeit Ihre Konzentration.
- Sie vergessen ganz schnell, was Sie gerade gesehen haben.
- Sosehr Sie sich auch bemühen, Sie bringen einfach keine Ordnung in Ihre Gedanken.
- Sie finden es beschwerlich zu lesen, und Sie behalten nichts.
- Es fällt Ihnen schwer, etwas Neues zu lernen.
- Filme und Bücher sprechen Sie einfach nicht mehr so an wie früher.
- Sie geben schnell auf, Sie mögen sich nicht mehr durchbeißen.
- Sie begeistern sich nicht mehr, Sie haben keine Einfälle.
- Sie fühlen sich oft wie benebelt.
- Sie sind schnell deprimiert.

Wenn drei dieser zehn Punkte bei Ihnen zutreffen, sind Sie in Bedrängnis. Es könnte sein, dass mit der Sehkraft Ihres Gehirns etwas nicht stimmt. Sehr wahrscheinlich wird das, was Sie sehen, nicht mehr richtig ans Gehirn weitergeleitet und folglich nicht verarbeitet.

Geistesabwesenheit macht blind – so könnte man bei vielen Menschen den Stand der Dinge zusammenfassen. Die visuellen Eindrücke gehen einfach am Gehirn vorbei oder nehmen zumindest falsche Wege. Der Staffelstab, könnten wir auch sagen, wird nicht richtig übergeben. Stellen Sie sich einen Staffellauf vor, bei dem der Stab bei der Übergabe versehentlich fallen gelassen wird. Das geschieht hier.

Sagen wir, Ihre Augen hätten irgendeinen Gegenstand zu 100 Prozent wahrgenommen. Wenn jetzt nicht mindestens 80 Prozent dieser visuellen Information Ihr Gehirn erreichen, werden Sie anschließend nicht vollkommen sicher sein, ob Sie dieses Objekt wirklich gesehen haben. Es gibt heute immer mehr Menschen, deren Gehirn 0 Prozent des visuellen Inputs empfängt, und bei sehr vielen anderen sind es vielleicht 2 Prozent. Das bedeutet, dass die Gehirne vieler Menschen herzlich wenig von dem verarbeiten, was ihre Augen an visuellen Eindrücken aufnehmen.

1 + 1 = 2 – stimmt das auch beim Sehen?

Schon in der Grundschule lernen wir 1 + 1 = 2. Aber in der speziellen Arithmetik der Augen und des Gehirns ist die Summe nicht 2, sondern 1.

Wenn Sie jetzt einmal Kapitel 4 aufschlagen, sehen Sie ein Bild, an dem Sie das gleichgewichtige Sehen mit beiden Augen üben können. Folgen Sie der Anleitung, und es wird sich in eine dreidimensionale Ansicht verwandeln. Und genau das meine ich mit 1 + 1 = 1.

Beim normalen Sehen nehmen wir über beide Augen Informationen auf, die anschließend im Gehirn zusammengesetzt werden, und erst dann ist von einem Erkennen des Gesehenen zu sprechen. Dieses Zusammenführen der beiden in der Netzhaut des linken und des rechten Auges reflektierten Bilder zu einem einzigen wird »Fusion« genannt. Sie kommt durch Informationsaustausch im Corpus callosum (Balken) zustande, einer Struktur, die die beiden Gehirnhemisphären verbindet. Die von den beiden Augen gelieferten Bilder unterscheiden sich wegen des leicht unterschiedlichen Sehwinkels geringfügig, und das Gehirn berücksichtigt diese winzigen Unterschiede und erzeugt daraus die Tiefenwahrnehmung, das dreidimensionale Sehen. Wenn 1 + 1 hier aus irgendeinem Grund 2 ergibt, das heißt, wenn die beiden Bilder nicht ganz verschmelzen und Sie doppelt sehen, geht damit auch die dreidimensionale Wahrnehmung verloren.

Wenn Sie etwas, das als ein einziges Objekt erscheinen sollte, zweimal sehen, wird das Gehirn eines der beiden Bilder ausblenden, um Verwirrung zu vermeiden – natürlich auf Kosten Ihrer Sehkraft. Am Ende nimmt das Gehirn dann nur noch verschwommene Bilder ohne Tiefe wahr, und das beeinträchtigt schließlich auch Ihr Denken. Dann kann es sein, dass es Ihnen schwerfällt, sich gedanklich zu sammeln und etwas Neues zu lernen.

Bei den meisten Menschen, die 3-D-Grafiken nicht dreidimensional sehen können, liegt ein Ungleichgewicht der von den beiden Augen gelieferten Eindrücke vor, was wiederum durch Kurzsichtigkeit, Weitsichtigkeit, Hornhautverkrümmung (Astigmatismus), funktionelle Sehschwäche (Amblyopie), Schielen, Altersweitsichtigkeit und andere Faktoren bedingt sein kann. In solchen Fällen kann die Signalübermittlung von den Augen zum Gehirn nicht reibungslos funktionieren, und aus 1 + 1 = 1 wird 1 + 1 = 2. Sollte das bei Ihnen der Fall sein, ist die Sehkraft Ihres Gehirns nicht mehr ausreichend.

Brillen und Kontaktlinsen für den Geist

Wer nicht gut sehen kann, bekommt eine Brille oder Kontaktlinsen und wünscht sich natürlich, dass die Augen dadurch nicht noch schlechter werden, sodass er oder sie immer stärkere Brillen braucht. Genau das erlebt man aber in der Praxis ständig: Die Brillen werden stärker, das Sehvermögen nimmt ab.

Früher hieß es wie gesagt, die Kurzsichtigkeit verschlimmere sich jenseits der 20 nicht weiter. Aber im Zeitalter der Computer, Smartphones und anderer Display-Geräte geht die Verschlechterung offenbar unaufhaltsam bis ins Alter weiter.

Es ist jetzt über 20 Jahre her, dass die Fälle von Kurzsichtigkeit bei mir einen Höhepunkt erreichten und dann die Zahl der Anfragen wegen Altersweitsichtigkeit rapide zunahmen. Ich begann damals zu überlegen, ob man nicht Brillen oder Kontaktlinsen entwickeln könne, mit denen sich die Wiederherstellung des Sehvermögens unterstützen ließe – Sehhilfen also, die nicht alles noch verschlimmern würden.

Ich überlegte folglich, ob man nicht Brillen und Kontaktlinsen fürs Gehirn statt für die Augen herstellen kann. Wenn das Gehirn letztlich für das Sehen zuständig ist, liegt es dann nicht nahe, die »grauen Zellen« mit einer Sehhilfe zu unterstützen? Es gab aber nichts dergleichen.

Ich machte mich also an die Arbeit, zuerst gab es einen Rohentwurf, dann folgte die Feinabstimmung, bei der sich meine Klienten für die Nakagawa-Methode als Probanden einspannen ließen. Es gelang mir schließlich, das Vorhandensein eines latenten Sehvermögens nachzuweisen: Das Gehirn bewahrt eine Erinnerung an das klare Sehen, wie es einmal gegeben war. Das war ganz wichtig für die Gestaltung einer »Brille fürs Gehirn«.

Seither gelingt es mit diesen Brillen und Kontaktlinsen für die Wiederherstellung des Sehvermögens, bei meinen Klienten das Fortschreiten von Kurzsichtigkeit, Weitsichtigkeit, Hornhautverkrümmung und Altersweitsichtigkeit zum Stillstand zu bringen und diese Zustände sogar zu bessern. Diese Brille gibt es nicht im Handel, man bekommt sie nur bei mir, (Anmerkung der Redaktion: Bezugsadresse siehe Anhang, S. 233).

Die Wirkung von Brillen zur Wiederherstellung des Sehvermögens

Um Ihnen eine Vorstellung zu geben, stelle ich Ihnen im Folgenden eine kleine Auswahl der vielen Fälle aus meiner Praxis vor, in der ersten Zeile jeweils das Lebensalter des Patienten und in Klammern die Behandlungsdauer, in der zweiten und dritten die Sehschärfe vor und nach der Behandlung jeweils für das rechte und linke Auge.

Kinder und Jugendliche

4 Jahre (3 Monate)
Vorher R 0,7, L 0,7
Nachher R 1,2, L 1,5

7 Jahre (2 Monate)
Vorher R 0,6, L 0,7
Nachher R 1,2, L 1,0

13 Jahre (4 Monate)
Vorher R 0,5, L 0,5
Nachher R 1,2, L 1,2

18 Jahre (weniger als ein Monat)
Vorher R 0,15, L 0,15
Nachher R 0,4, L 0,7

Erwachsene

23 Jahre (7 Monate)
Vorher R 0,4, L 0,4
Nachher R 1,5, L 1,2

26 Jahre (14 Monate)
Vorher R 0,7, L 0,8
Nachher R 1,5, L 1,5

37 Jahre (6 Monate)
Vorher R 0,4, L 0,2
Nachher R 1,0, L 0,9

51 Jahre (4 Monate)
Vorher R 0,3, L 0,3
Nachher R 0,9, L 1,0

Die Wirkung von Kontaktlinsen zur Verbesserung des Sehvermögens

Beim Einsatz meiner Kontaktlinsen zur Verbesserung der Sehkraft des Gehirns kommt es vor, dass die Sehschärfe durch die ersten Kontaktlinsen zu stark gesteigert wird und dann durch ein zweites Paar wieder leicht gesenkt wird. Dafür zwei Beispiele:

24 Jahre (12 Monate)
Erstes Linsenpaar
Vorher R 0,5, L 0,6
Nachher R 1,2, L 1,5
Zweites Linsenpaar
Vorher R 0,3, L 0,3
Nachher R 0,7, L 0,8

58 Jahre (3 Monate)
Erstes Linsenpaar
Vorher R 0,4, L 0,3
Nachher R 1,2, L 1,0
Zweites Linsenpaar
Vorher R 0,4, L 0,3
Nachher R 0,7, L 0,8

Jetzt noch zwei Beispiele, bei denen die reine Sehschärfe (mit bloßem Auge) vor und nach der Anwendung meiner Kontaktlinsen ermittelt wurde.

28 Jahre (9 Monate)
Vorher R 0,2, L 0,1
Nachher R 0,7, L 0,6

54 Jahre (12 Monate)
Vorher R 0,01, L 0,01
Nachher R 0,5, L 0,3

Gehirntraining 1: zur Verbesserung Ihres Konzentrationsvermögens

Der Stammbaum meiner Familie reicht bis zur ersten Samurai-Familie Japans zurück. Die Meiji-Restauration, die im 19. Jahrhundert die Entstehung des modernen Japans einleitete, ging von den Samurai aus. Japan ist das Land des Bushido, ein Land, in dem der Kodex des Samurai weiterlebt.

Als ich einmal im Fernsehen eine Folge der Serie *Taira no Kiyomori* über einen berühmten Samurai-General des 12. Jahrhunderts verfolgte, war an einer Stelle ein sehr bekanntes traditionelles und ganz klassisch vorgetragenes Lied zu hören. In diesem Lied geht es darum, dass wir trotz aller Widrigkeiten des Lebens immer im Augenblick leben sollten, so selbstvergessen und außerhalb der Zeit, wie Kinder in ihr Spiel versunken sind. Alles in allem fiel die Serie beim Publikum durch, glaube ich, aber mir gefiel dieses Thema des selbstvergessenen Interesses.

So in das Leben versunken zu sein wie Kinder in ihr Spiel setzt voraus, dass wir ganz und gar auf eine Sache gesammelt bleiben und in diesem Sinne konzentriert sind. Sicher erinnern Sie sich auch an Augenblicke Ihrer Kindheit, in denen Sie so selbstvergessen und ohne jeden Zeitsinn spielten, dass Sie kaum auch nur die einbrechende Dunkelheit bemerkten. Solange das Gehirn noch jung und aktiv ist, können wir unsere Konzentrations- oder Sammlungskraft mühelos nutzen und uns in alles vertiefen, was wir uns vornehmen.

Diese Konzentration lässt jedoch mit den Jahren nach, und das liegt auch an der Verschlechterung des Sehvermögens. Wenn die von den Augen kommenden Impulse nicht mehr so klar sind, empfängt das Gehirn immer weniger anregende Reize und wird immer träger, was wiederum dazu führt, dass es den Augen weniger Anweisungen sendet – und so geht es weiter bergab mit deren Sehkraft. Sich auf etwas zu konzentrieren, wenn man nicht klar sieht, ist wirklich nicht einfach. Die Augen ermüden leicht, und dann haben Sie keine Lust mehr. Neuerdings geht es sogar Kindern so, dass sie sich nicht konzentrieren können, weil sie schlecht sehen.

Wenn Sie diesen Teufelskreis aus nachlassender Sehschärfe und Alterung des Gehirns durchbrechen wollen, müssen Sie beim Gehirn ansetzen und es richtig aufmöbeln. Fangen wir damit an, dass wir Ihre Konzentrationsfähigkeit wieder in Gang bringen.

Nichts gibt dem Gehirn mehr Auftrieb als Konzentration. Konzentration ist eigentlich auch die treibende Kraft unseres Sehens. Zu visuellen Wahrnehmungen kommt es durch die Ausrichtung unserer Aufmerksamkeit, und wenn wir hier etwas ändern möchten, kommt es vor allem auf unseren Willen dazu an. Das wollen wir uns jetzt ganz direkt vor Augen führen.

Veränderung des visuellen Eindrucks durch Konzentration

Halten Sie Ihren Blick auf den schwarzen Kreis gerichtet. Konzentrieren Sie sich. Bildet sich ringsum nicht ein Strahlenkranz wie bei einer Sonnenfinsternis? Und der schwarze Kreis selbst, scheint er nicht größer und kleiner zu werden?

Ihre Wahrnehmung des schwarzen Kreises beginnt sich bei konzentrierter Betrachtung zu verändern. Ein Strahlenkranz oder Formveränderungen sind zu beobachten, und das ist nicht einfach Einbildung, sondern Realität – die Realität der inneren Sinneswahrnehmung.

Durch Konzentration, Sammlung, erwachte diese innere Sinneswahrnehmung.

Blicken Sie unverwandt und konzentriert auf den schwarzen Kreis. Nach kurzer Zeit werden sich Veränderungen des Erscheinungsbilds einstellen.

Veränderung des visuellen Eindrucks durch die Kraft des Denkens

Konzentrieren Sie sich wieder auf den schwarzen Kreis, und stellen Sie sich vor, dass er größer wird. Nach und nach wird er Ihnen ein wenig größer erscheinen, als er anfangs war. Wenn Sie diese Gedankenübung wiederholen, wird Ihnen der Kreis noch größer erscheinen.

Zunächst kann Ihre Wahrnehmung noch schwanken, aber lassen Sie es ruhig so sein – lassen Sie den Kreis größer und kleiner werden, wie er will. Nach und nach wird es Ihnen aber gelingen, den Kreis so groß erscheinen zu lassen, wie Sie ihn sich vorstellen. Und das bedeutet: Sie können Ihre Wahrnehmung willentlich ändern!

Sinneswahrnehmung ist ihrer Natur nach subjektiv, wenn Sie also bezweifeln, dass der Kreis seine Größe ändern kann, wird es Ihnen kaum gelingen, Ihre Wahrnehmung – das innere Bild des Kreises – zu verändern. Sie sollten sich einfach konzentrieren und sich sagen: »Er sieht groß aus.« Das ist alles.

Wenn Sie erreichen wollen, dass Sie sehen können, weil Sie glauben, dass Sie es können, kommt es vor allem auf die Verbesserung Ihrer Konzentration an.

In einem der heiligen Texte des Buddhismus, dem *Herz-Sutra*, heißt es unter anderem: »Form ist nichts anderes als Leere, und Leere ist nichts anderes als Form.« Für mich ergibt sich daraus, dass die Kraft des Denkens das Sehen hervorbringt.

Farben bringen die unseren Augen erscheinenden Formen zum Vorschein. Der Himmel ist formlos und immateriell, Sinnbild einer für unsere Augen unsichtbaren Welt. Im Grunde sagen die Worte des *Herz-Sutras* aus, dass die sichtbare und die unsichtbare Welt eins sind.

Die Nakagawa-Methode zur Wiederherstellung des Sehvermögens geht von einer schlichten Voraussetzung aus: »Wenn Sie glauben, dass Sie sehen können, dann können Sie es.« Das Herzstück der Nakagawa-Methode besteht nämlich in der Aussage des Sutras, dass Leere nichts anderes als Form und Form nichts anderes als Leere ist – was ja letztlich besagt, dass Materie Illusion ist.

Wenn Sie sich in einem tief gesammelten Zustand des Geistes sagen: »Ich kann sehen«, ändert sich tatsächlich Ihre Sehkraft, und Sie werden auf einer Sehtesttafel immer weitere Zeilen mit immer kleineren Zeichen erkennen können – bis zu sechs Zeilen mehr!

Entscheidend ist, dass Sie an Ihre geistigen Kräfte glauben. Ist das nicht gegeben, werden Sie Ihr Sehvermögen nicht verbessern können. Wie gut oder schlecht Sie sehen, liegt am Ende in Ihren eigenen Händen. Nur Sie selbst können Verbesserungen bewirken.

Gehirntraining 2: zur Verbesserung Ihres Gedächtnisses

Ein zweiter Ansatz zur Wiederherstellung Ihres Sehvermögens besteht in der Verbesserung Ihres Gedächtnisses. Die Gedächtnisleistung nimmt wie die Konzentrationsfähigkeit im Alter ab, aber finden Sie sich nicht damit ab, sagen Sie nicht: »Ich bin einfach alt, da kann das nicht ausbleiben.« Tatsächlich können Sie Ihr Erinnerungsvermögen enorm steigern, wenn Sie Ihrem Gehirn die richtigen visuellen Anregungen geben.

Es beginnt damit, dass Sie alles, was Sie klar sehen können, quasi der Netzhaut Ihrer Augen aufprägen und so im Gehirn verankern. Üben Sie das immer wieder, und es wird Ihre Gedächtnisleistung verbessern und stabilisieren. Ist das einmal erreicht, verbessert Ihr Gedächtnis die Lernfähigkeit Ihres Gehirns, und Sie werden neues Zutrauen zu Ihrem Sehvermögen bekommen. Sie werden immer fester damit rechnen, dass Sie die Dinge wieder klar erkennen können, und Ihre Augen werden zunehmend wieder so reibungslos funktionieren, wie es für sie vorgesehen ist. Es ist ein interaktiver Prozess, in dem Sehen, Wahrnehmung und die Erwartung des klaren Sehens so ineinandergreifen, dass Ihr Gedächtnis und Ihr Sehvermögen immer besser werden.

Neuerdings geht es in meiner Praxis immer häufiger um funktionelle Schwachsichtigkeit (Amblyopie), einen Zustand, der auch mit Brillen oder Kontaktlinsen nicht ganz auszugleichen ist. In solchen Fällen ist das Auflösungsvermögen der Netzhaut ungenügend, sodass das Gehirn aus den empfangenen Impulsen kein präzises Bild zusammensetzen kann. Wenn die vom Auge aufgenommenen Eindrücke nicht genau auf der Netzhaut abgebildet und ihr gleichsam aufgeprägt werden, kann das Gehirn nichts damit anfangen, es kann sie nicht verarbeiten.

Die folgende Übung erweist sich bei vielen solcher Fälle als wirksam.

Übung zur **Ampel-Erkennung**

Betrachten Sie (oben beginnend) jede der links abgebildeten »Ampeln« eine Sekunde lang, um sich die Abfolge der Farben einzuprägen. Jetzt verdecken Sie die Ampel mit einem Finger, und sprechen Sie die Abfolge der Farben aus, wie Sie sie in Erinnerung haben, also bei der obersten Ampel: »Links weiß, Mitte grau, rechts schwarz.« Wenn Sie alle Ampeln durch haben, drehen Sie das Buch um 90 Grad und wiederholen die Übung mit den jetzt senkrechten Ampeln.

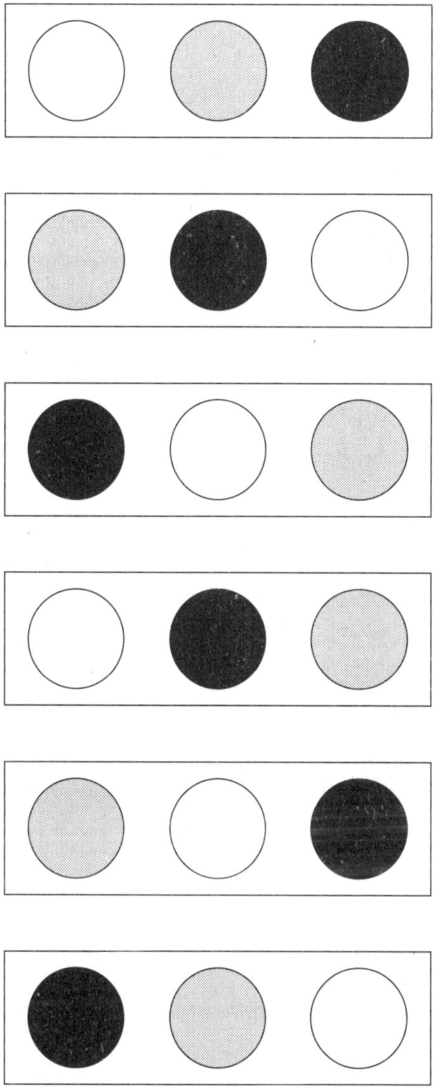

Übung für das Zahlengedächtnis

267

3894

35812

284731

7649153

Hier sehen Sie eine Reihe von Zahlen mit drei bis sieben Ziffern. Legen Sie sich Stift und Papier zurecht. Betrachten Sie jetzt die erste Zahl eine Sekunde lang (nicht länger), um sie sich einzuprägen. Danach verdecken Sie sie mit dem Finger (aber wirklich ganz) und schreiben sie auf. Wenn Sie die Zahl richtig notiert haben, gehen Sie zur nächsten, die eine Ziffer mehr hat, und verfahren hier ebenso. Dann die nächste und so weiter. Sollten Sie irgendwo einen Fehler machen, fangen Sie wieder mit der obersten Zahl an. Wenn Sie mehrmals alle Zahlen richtig wiedergeben konnten, sehen Sie sich in der nächsten Phase zwei oder drei Zahlen auf einmal an, um sie dann wieder aus dem Gedächtnis zu reproduzieren. Die Verbesserung Ihres Gedächtnisses erkennen Sie an der Menge der Zahlen und Ziffern, die Sie sich auf einmal merken können.

Gehirntraining 3: zur Verbesserung des Vorstellungsvermögens

Charlie Chaplin, der König der Komödianten, hat einmal gesagt: »Das Leben kann so schön sein, wenn du keine Angst vor ihm hast. Du brauchst nur Mut, Fantasie ... und ein bisschen Knete.« In einem seiner Meisterwerke, *Rampenlicht,* erinnert sich Chaplin in der Hauptrolle an das, was sein Vater zu ihm sagte, als er ein Junge war. Er deutet auf seinen Kopf und zitiert: »Das hier ist das großartigste Spielzeug, das es je gab. Hier liegt das ganze Geheimnis des Glücks.«

Das Neue entspringt der Fantasie. Wir alle, nicht nur Charlie Chaplin, nutzen diese Kraft in unserem tagtäglichen Leben.

Die Fantasie oder Imagination, unser bildhaftes Vorstellungsvermögen, hat auch etwas mit unserer Sehkraft zu tun. Lassen Sie Ihrer Fantasie freien Lauf, und Sie tun auch etwas für die Wiederherstellung Ihrer Sehkraft.

Fantasie oder Imagination ist zunächst einmal die Fähigkeit, etwas nicht klar Erkanntes und Verstandenes vor dem inneren Auge zu vergrößern und auszugestalten. Wir könnten sie auch als die »Kraft der Ergänzung« bezeichnen. Natürlich wirkt die Fantasie nicht im luftleeren Raum, sondern geht von Vorkenntnissen aus, also von dem, was Ihre fünf Sinne bereits zusammengetragen haben. Und da unsere gesamte Sinneserfahrung zu 80 Prozent von visuellen Eindrücken gebildet wird, greift die Imagination ohne Frage hauptsächlich auf das zurück, was wir über die Augen aufnehmen.

Hier ein simples Experiment, das deutlich macht, wie wichtig das Sehen für die Imagination ist:

Stellen Sie sich aufrecht hin, schließen Sie die Augen und beugen Sie sich vor. Wenn Sie sich nicht weiterbeugen können, öffnen Sie die Augen und richten den Blick auf Ihre Hände. Nehmen Sie ein Gummiband in die Hände und ziehen Sie es in die Länge. Beobachten Sie das. Jetzt schließen Sie die Augen wieder und versuchen, sich noch tiefer zu beugen. Und siehe da, es geht. Sie haben lediglich die Dehnung des Gummibands beobachtet, und das Gehirn übersetzt diesen Eindruck in die Vorstellung gesteigerter Flexibilität der Muskeln – und der Körper folgt dem.

Spitzensportler, heißt es, visualisieren vor wichtigen Spielen den generellen Spielverlauf sowie bestimmte Aktionen und Spielzüge, die sie vorhaben. Es liegen dazu auch wissenschaftliche Untersuchungsergebnisse vor, die belegen, dass dieses Visualisationstraining die Leistung steigern kann. Das ist kein Märchen.

Übung zum Training der Imagination

Setzen Sie sich entspannt hin, am besten auf einen Lieblingsplatz. Atmen Sie mit geschlossenen Augen etwa zehnmal tief durch. Jetzt stellen Sie sich vor, dass Ihre Sehkraft wiederhergestellt ist, Sie erkennen alles scharf und klar, ohne Brille oder Kontaktlinsen. Alles, was Ihnen sonst mit bloßem Auge verschwommen erschien, ist jetzt ganz klar zu erkennen. Zum Abschluss bekräftigen Sie innerlich: »Meine Sehkraft ist wiederhergestellt.« Jetzt öffnen Sie langsam die Augen.

Üben Sie das jeden Tag drei Minuten lang, und Sie werden »zusehen« können, wie Sie dank Ihrer bildhaften Vorstellungskraft immer besser sehen können.

Gehirntraining 4: für ein größeres Gesichtsfeld und gegen den Tunnelblick

Wenn sich Ihr Gesichtsfeld verengt, verlieren Sie leicht die Orientierung, und es fällt Ihnen schwer, die Richtung zu bestimmen, bevor Sie irgendetwas tun. Mit einem beschränkten Horizont fühlt man sich isoliert und hilflos, weil man nie so genau weiß, was außerhalb des Gesichtsfelds (oder jenseits der Scheuklappen) ist – man fühlt sich vage bedroht. In einem alten japanischen Ausdruck für diesen Zustand, *Shimensoka*, schwingt etwas von einer bedrohlichen Welt mit, als wären Sie von möglichen Feinden umringt. Bei dem Ausdruck »beschränkter Horizont« denken wir automatisch auch an Menschen, die eine einseitige Sicht der Dinge haben und in ihrem Denken stark festgelegt sind.

Wenn Sie irgendetwas ganz gezielt betrachten und sich darauf konzentrieren, nehmen Sie die Randbereiche Ihres Gesichtsfelds nicht mehr bewusst wahr. Richten Sie die Aufmerksamkeit dagegen auf diese Außenbezirke, geht Ihnen die punktförmig konzentrierte Wahrnehmung verloren. Blicken Sie nach links, sehen Sie nicht, was rechts ist, blicken Sie nach rechts, verlieren Sie die linke Seite aus den Augen. Heben Sie den Blick, sehen Sie nicht, was unten ist, senken Sie ihn, entgeht Ihnen alles, was oben ist. Kurz, das Sehen als solches erzeugt in seiner Beschränktheit *Shimensoka*, ein deutlich paranoides Gefühl aufgrund unseres mehr oder weniger ausgeprägten Tunnelblicks.

Aber wir sollten das nicht achselzuckend hinnehmen und sagen, so sei das Leben nun mal, schließlich geht es doch um wichtige visuelle Anhaltspunkte für mögliche Bedrohungen aus der Umgebung. Sie erinnern sich an meinen Bericht über Leute, die mit dem Smartphone in der Hand aneinanderrempeln oder sogar auf die Bahngleise stürzen. Dazu kommt es, weil der auf das Display gerichtete Blick so verengt ist, dass er die periphere Wahrnehmung praktisch abschaltet.

Augenkrankheiten wie Grüner Star und Netzhautablösung oder auch Gehirndefekte durch einen ischämischen Schlaganfall, Gehirnblutungen oder Tumoren engen das Gesichtsfeld ein oder bedingen einen partiellen Ausfall. In solchen Fällen ist *Shimensoka*, ein Bedrohungsgefühl aufgrund von eingeschränkter Wahrnehmung, eher nebensächlich, denn hier droht der vollständige Verlust der Sehfähigkeit, wenn nicht des Lebens selbst.

Für das Wohlergehen von Augen und Gehirn ist es jedenfalls wichtig, dass Sie Ihr Gesichtsfeld weiten und dafür sorgen, dass es so bleibt. So haben Sie auch die peripheren und entfernten Dinge immer im Blick und können sich gedanklich besser mit ihnen auseinandersetzen. So gelingt es Ihnen, bei allen Veränderungen in Ihrem Gesichtsfeld gelassen zu bleiben.

Mit der folgenden Übung bewirken Sie eine engere und bessere Zusammenarbeit der Augen und des Gehirns.

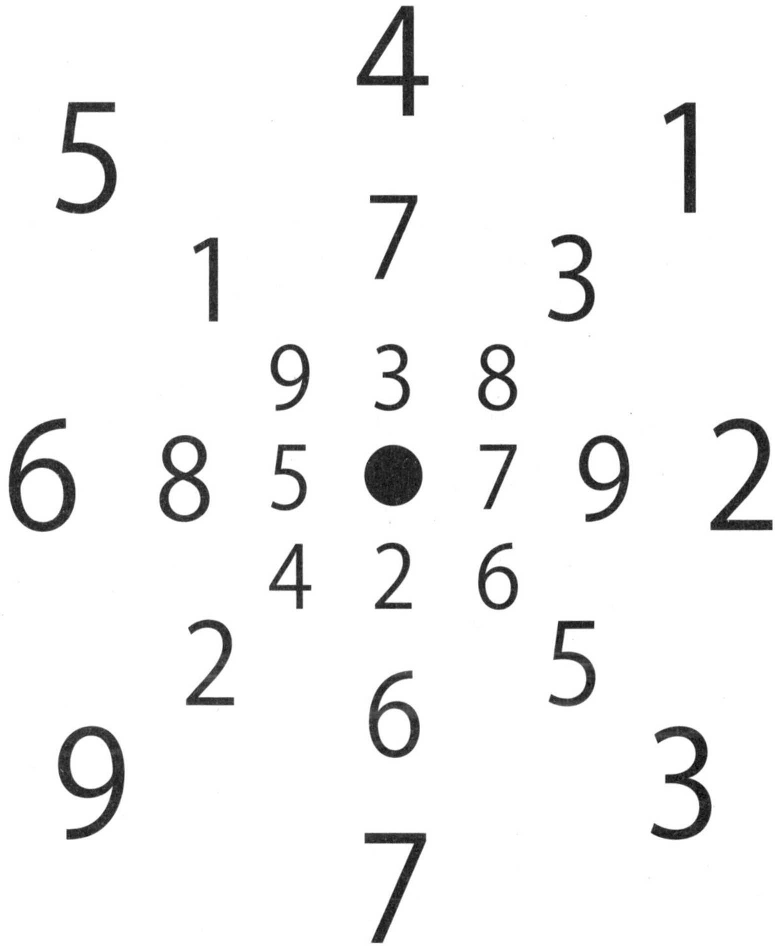
4
5 1
7
1 3
9 3 8
6 8 5 7 9 2
4 2 6
2 5
6
9 3
7

Übung zur Weitung des Gesichtsfelds

Halten Sie das Buch etwa 15 Zentimeter von Ihren Augen entfernt, und bleiben Sie mit dem Blick auf dem Punkt in der Mitte. Sehen Sie zu, ob Sie immer mehr der ringsum verstreuten Zahlen erfassen können, ohne den Blick vom Punkt in der Mitte abzuwenden. Versuchen Sie zuerst, die Zahlen oberhalb und unterhalb des zentralen Punkts, dann links und rechts davon und zuletzt die in den Diagonalen zu erfassen. Sobald es Ihnen gelingt, die Zahlen so wahrzunehmen, stellen Sie sich vor, von innen nach außen fortschreitend jeweils einen Kreis um sie zu ziehen und so Schritt für Schritt Ihr Blickfeld zu weiten.

Manchen fällt das zunächst ein wenig schwer, aber Sie werden schließlich auch die äußeren Zahlen klar erkennen können.

Gehirntraining 5: zum Anfreunden mit Hell-Dunkel-Kontrasten

Für Menschen mit schlechtem Sehvermögen ist unter anderem typisch, dass sie von Dingen, die sie sehen, ganz schnell überfordert sind. Sie können sich schlecht auf Hell-Dunkel-Unterschiede einstellen.

Die Pupillen unserer Augen regulieren unter dem Einfluss des vegetativen oder autonomen Nervensystems die einfallende Lichtmenge, sie verengen oder weiten sich. Wenn Sie eine ganze Weile angestrengt auf etwas Nahes geblickt haben, bleiben die Pupillen ein wenig geweitet, und bei einem darauf folgenden starken

Lichteinfall kommt es zu einem Gefühl der Blendung. Dieser Effekt kann auch durch das Alter bedingt sein, weil die Pupillen dann etwas träge werden und nicht mehr so schnell reagieren können.

Sind die Pupillen einer Katze nicht faszinierend? Im Tageslicht sind sie als schmaler senkrechter Spalt zu erkennen, aber nachts können sie sich so stark weiten und so viel Licht einfallen lassen, dass die Katze auch im Dunklen sieht.

Von den berühmten japanischen Ninja-Kämpfern wird berichtet, sie hätten sich sehr für die Pupillen der Katzen interessiert, da sie an deren Öffnungsgrad erkennen konnten, welche Tageszeit gerade war. Die Ausbildung der Ninjas bestand unter anderem darin, dass sie lernen mussten, eine Krähe am Nachthimmel zu erkennen. Schwarzer Vogel vor schwarzem Himmel – da muss man schon wirklich gute Augen haben.

Um eine Krähe am Nachthimmel zu entdecken, müssen Sie den Blick auf den Bereich des Himmels richten, wo Sie eine Krähe vermuten, und dann senken Sie den Schärfepunkt Ihres Blicks ein wenig und versuchen die Krähe im peripheren Bereich Ihres Gesichtsfelds auszumachen. Das ist ein sehr kluges Vorgehen, für das es gute Gründe gibt.

Wenn Sie einen Gegenstand direkt betrachten, entsteht das Abbild des Gesehenen im Bereich der sogenannten Makula (»gelber Fleck«) auf der Netzhaut. Hier befinden sich in hoher Dichte lichtempfindliche Zellen, die Zapfen genannt werden. In den Randbereichen der Netzhaut finden sich dagegen vermehrt Stäbchenzellen, die besser auf geringe Helligkeit ansprechen und deshalb vor allem dem Dämmerungs- und Nachtsehen dienen. Deshalb vergrößert sich Ihre Chance, eine Krähe am Nachthimmel zu entdecken, wenn Sie die infrage kommende Stelle mit dem peripheren Teil Ihres Gesichtsfelds abtasten.

Wenn wir uns das Zusammenspiel von Gehirn, Nervensystem und Augen deutlich machen und uns gezielt auf unterschiedliche Lichtverhältnisse einstellen, können wir die in uns angelegte Sehkraft wie ein Ninja immer weiter ausschöpfen.

Tetsuji Kawakami ist eine japanische Baseball-Legende. Als wir einmal miteinander sprachen, erzählte er mir von einem »Wunder«, das er erlebt hatte, und dieses Wunder hatte interessanterweise mit seiner weit überdurchschnittlichen Fähigkeit der Hell-Dunkel-Anpassung zu tun, die ihm erlaubte, seine Sehkraft auf eine neue Stufe zu heben.

In seiner aktiven Zeit hatte er einmal auf dem Trainingsplatz den ganzen Tag Bälle geschlagen. Der Abend dämmerte, und das Licht war schon deutlich schwächer geworden, als der Pitcher einen besonders schnellen Ball warf. Dieser Ball, erzählte Kawakami, blieb für ihn einen Moment in der Luft stehen, und ich glaube nicht, dass es sich da um eine optische Täuschung handelte.

Denkbar wäre natürlich, dass seine außerordentliche Sehschärfe und Konzentration diesen Eindruck erzeugten, der Ball sei in der Luft stehen geblieben, aber ich halte es für wahrscheinlicher, dass ihm zu dieser Tageszeit, in der seine Augen auf Dämmerlicht eingestellt waren, der Kontrast zu Hilfe kam, der Helligkeitsunterschied zwischen dem dunkelsten und dem hellsten Teil seines Gesichtsfelds.

Im hellen Tageslicht ist der Ball ebenfalls hell, und es entsteht relativ wenig Kontrast. In der Abenddämmerung dagegen stellen sich die Augen auf wenig Licht ein, und dann hebt sich der helle Ball deutlich ab. Das reine Weiß muss für Tetsuji Kawakami geradezu blendend vor dem dämmrigen Himmel gewesen sein, sodass er ihn in geradezu kristalliner Schärfe sah, als würde er stillstehen.

Sie dürfen also sicher sein, dass Sie von Übungen zur Hell-Dunkel-Anpassung und zum Kontrastsehen wirklich etwas haben werden, und nicht nur im Sport, sondern zum Beispiel auch bei nächtlichen Autofahrten.

Übung zur Hell-Dunkel-Anpassung

Halten Sie Ihr Gesicht an einem sonnigen Tag mit geschlossenen Augen etwa eine halbe Minute in die Sonne. Jetzt decken Sie die Augen mit den Händen so ab, dass es darunter wirklich pechschwarz ist. Bleiben Sie in dieser Haltung auch wieder eine halbe Minute. Spielen Sie diese beiden Phasen abwechselnd fünfmal durch. Wenn Sie mit geschlossenen Augen in die Sonne »blicken«, verengen sich die Pupillen, und wenn Sie die Augen mit den Händen abdecken, weiten sie sich. Diese Übung aktiviert Ihr vegetatives Nervensystem und stärkt die Anpassungsbereitschaft der Pupillen.

Übung für die Kontrastwahrnehmung

Blicken Sie ganz kurz in die Sonne, um dann die Augen zu schließen. Decken Sie jetzt die Augen mit den Händen so lange ab, bis das Nachbild der Sonne verblasst ist. Spielen Sie den ganzen Ablauf zwei- bis dreimal durch. Wenn Ihnen die Sonne zu grell ist, richten Sie den Blick zehn Sekunden lang auf den Bereich gleich unterhalb der Sonne, und verfahren Sie dann weiter wie beschrieben.

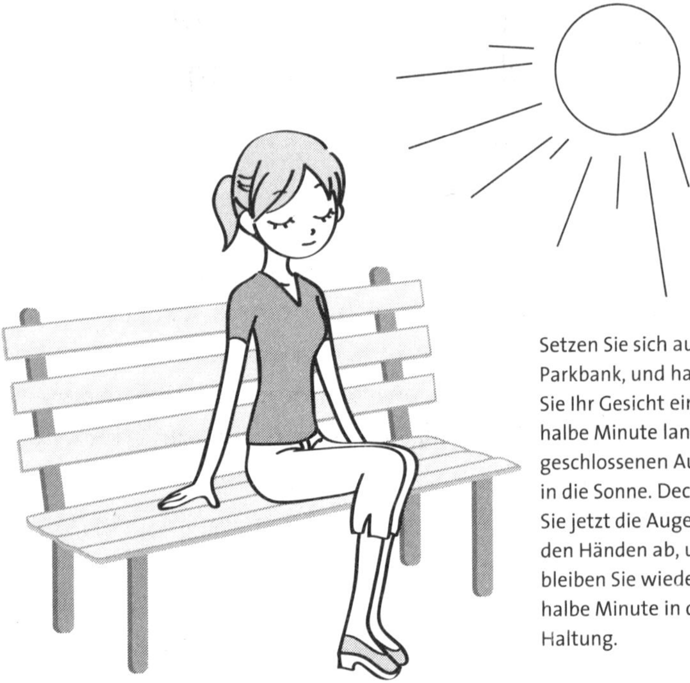

Setzen Sie sich auf eine Parkbank, und halten Sie Ihr Gesicht eine halbe Minute lang mit geschlossenen Augen in die Sonne. Decken Sie jetzt die Augen mit den Händen ab, und bleiben Sie wieder eine halbe Minute in dieser Haltung.

Übung zur Hell-Dunkel-Anpassung

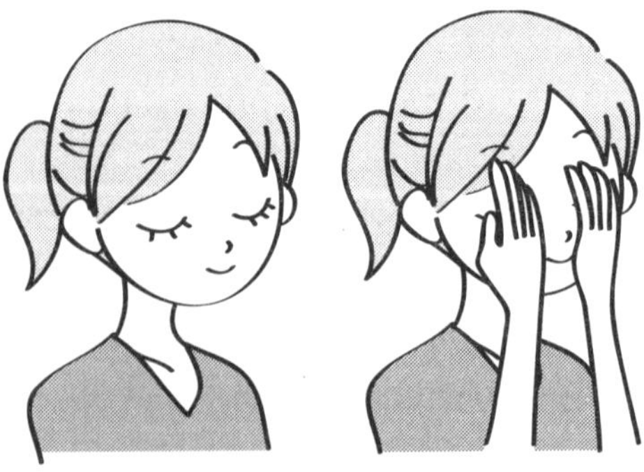

Blicken Sie ganz kurz in die Sonne, um die Augen dann sofort zu schließen. Decken Sie die Augen mit den Händen ab, und bleiben Sie so, bis das Nachbild verschwunden ist.

Übung zur Verbesserung des Kontrastempfindens

Gehirntraining 6: für bessere Koordinierung von Gehirn, Augen und Körper

Wenn ich bei einer Augenuntersuchung auf einen Landolt-Ring mit rechtsseitiger Aussparung deute und frage: »Auf welcher Seite ist die Lücke?«, sagen manche Leute: »links« und deuten sogar nach links. Ich gebe ihnen dann Bedenkzeit und frage nach: »Sind Sie sicher?« Plötzlich fällt ihnen dann ihr Fehler auf, und sie versichern eilig: »Nein, rechts, rechts natürlich!« Etwa einer von fünf Patienten reagiert so. Anscheinend passen hier die Wahrnehmung der Augen und die Auslegung des Gehirns nicht zusammen, und dann veranlasst das Gehirn eine falsche Reaktion.

Es hat etwas vom gefährlichen Irrtum eines Geisterfahrers. Ein anderer Irrtum, der auch mir gelegentlich unterläuft, liegt darin, dass ich die Autobahnauffahrt nach Nagano nehme, wenn ich eigentlich in die entgegengesetzte Richtung wollte, nach Tokio. Ich bin dann an der entscheidenden Stelle irgendwie abgelenkt und verpasse die Auffahrt nach Tokio.

Wenn Ihnen jedoch bei der Augenuntersuchung mit diesen durchbrochenen Ringen ein Fehler unterläuft, dann nicht weil Sie abgelenkt sind, schließlich konzentrieren Sie sich ja auf die Tafel. Es liegt vielmehr daran, dass die Gehirn-Auge-Körper-Koordination bei Ihnen nicht reibungslos funktioniert.

Mit der folgenden Übung trainieren Sie die akkurate Übertragung visueller Eindrücke von den Augen zum Gehirn sowie die schnelle Verarbeitung der Signale durch das Gehirn, damit es dann eine angemessene Reaktion veranlassen kann.

Übung: Schere, Stein, Papier für eine Person

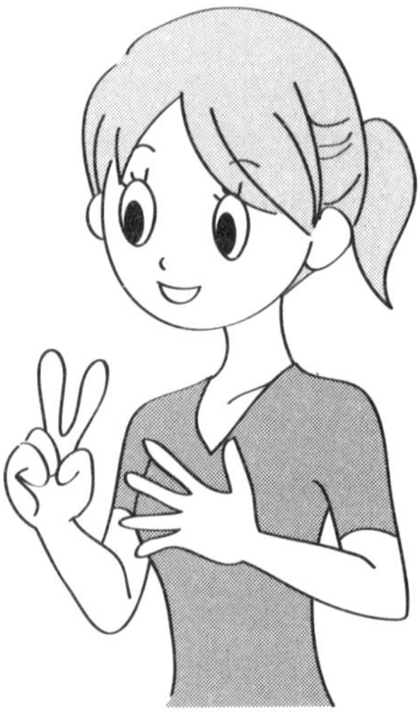

Hier werden Sie jetzt für sich allein Schere, Stein, Papier spielen. Nehmen Sie sich vor, dass die rechte Hand gewinnt.

Formen Sie jetzt, ohne erst nachzudenken, mit der rechten Hand eines der drei Dinge und dann sofort mit der linken das schwächere, das der rechten Hand unterliegt. Machen Sie es noch schwieriger, indem Sie auch die linke Hand mal Siegerhand sein und zuerst etwas formen lassen, was stärker ist als das von der rechten Hand gebildete Symbol.

Je schneller Sie dabei vorgehen und je öfter Sie richtig reagieren, desto jünger und reaktionsbereiter ist Ihr Gehirn. Sie können auch langsam anfangen und sich dann allmählich steigern.

Augenöffner
Wenn man nicht Vorhandenes sieht und Vorhandenes nicht sieht

In der Jugend suchen wir uns gern Mutproben, um uns und den Spielgefährten zu beweisen, dass wir sie bestehen können. Ich erinnere mich zum Beispiel, dass ich zusammen mit einem Freund in stockdunkler Nacht einen Shinto-Tempel umrundete, oder wir gingen abwechselnd allein über einen Friedhof. Es war gruselig, aber das Gruseln war irgendwie auch schön.

Wenn Sie im Dunklen eine schlecht beleuchtete Straße entlanggehen, kann so manches, was Sie eigentlich kennen, ganz anders aussehen. Eine Fahrradlampe wirkt dann vielleicht wie eine in der Luft herumtanzende übernatürliche Feuerkugel, und was aus der Ferne wie ein Gespenst aussieht, entpuppt sich schließlich als Wahlplakat. Wenn Sie sehr angespannt sind und die visuellen Eindrücke dazu noch unklar bleiben, gaukelt Ihnen das Gehirn manchmal nicht vorhandene Dinge vor.

Aber umgekehrt kann es auch sein, dass sonnenklar vorhandene Dinge nicht wahrgenommen werden. Als Magellans kleine Flotte aus vier Schiffen Feuerland erreichte und in einer Bucht vor Anker ging, konnten die Ureinwohner der Gegend mit dem Anblick dieser Schiffe nichts verbinden. Sie besaßen selbst nur kleine Kanus, und derart gewaltige Schiffe kamen in ihrem Erfahrungsschatz einfach nicht vor, weshalb sie sie schlichtweg nicht wahrnahmen, obgleich die Schiffe unübersehbar in der Bucht vor Anker lagen. Die visuelle Information wurde sicherlich zum Gehirn übertragen, aber das Gehirn vermochte die Eindrücke nicht zuzuordnen und blendete sie aus.

Unsere Sehkraft – das Sehen mit den Augen und die Interpretation der Signale durch das Gehirn – ist offenbar etwas Subjektives, eine ganz persönliche Erfahrung. So erstaunlich es klingt, aber unter bestimmten Umständen wirken die Sehkraft unseres Gehirns, die Inhalte unseres Gedächtnisses und der kulturelle Kontext so zusammen, dass wir nicht Vorhandenes sehen und etwas Vorhandenes nicht sehen.

4

Augenübungen zur Wiederherstellung der Sehkraft

Es ist für unsere Augen ganz natürlich, immer in Bewegung zu sein. In früheren Jahrtausenden mussten wir uns, etwa bei der Jagd, ständig nach Beute oder möglichen Gefahren umsehen.

Der erste Schritt zur Wiederherstellung unseres Sehvermögens besteht deshalb darin, dass wir unseren Augen Bewegung verschaffen. Nehmen Sie sich eine Viertelstunde Work-out für die Augen vor – jeden Tag, und Spaß sollte es auch machen.

Bewegungstraining für die Augen

Wenn Sie die allmähliche Abnahme Ihres Sehvermögens verhindern möchten, können Sie sich nicht auf medizinische Maßnahmen verlassen. Realistischer und sinnvoller ist es, die Sache selbst in die Hand zu nehmen und sich selbst zu behandeln. Wie also können wir den Niedergang verlangsamen oder aufhalten oder unser Sehvermögen sogar wiederherstellen? Indem wir unsere Augenmuskeln mehr bewegen.

Heute sind die Augenmuskeln bei den meisten Menschen so steif, dass man sie nicht mehr als frei beweglich bezeichnen kann. Da die Augen ein sehr wesentlicher Bestandteil des gesamten Sehvorgangs sind, werden wir unsicher, wenn sich unsere Augenmuskeln nicht mehr geschmeidig bewegen. Da müssen wir ansetzen, wenn wir etwas gegen das nachlassende Sehvermögen tun wollen.

Die Bildschirme von Computern und anderen Geräten zwingen uns zu einem unnatürlichen Gebrauch unserer Augen. Ursprünglich waren unsere Augen dazu da, alles ringsum ständig im Auge zu haben, sei es auf der Suche nach Essbarem oder um jederzeit flucht- oder abwehrbereit zu sein. Deshalb dienen die meisten Augenmuskeln der Bewegung des Augapfels und liegen außerhalb des Auges und nicht innerhalb wie der Musculus ciliaris, der für die Scharfstellung der Linse zuständig ist.

Wenn Sie auf einen Bildschirm blicken, ändert sich an der Scharfstellung Ihrer Augen kaum noch etwas, und seltsamerweise schweift Ihr Blick umso weniger in die Umgebung, je kleiner das Display ist. Das ist nicht gerade der bestimmungsgemäße Gebrauch der Augenmuskeln, erst recht nicht, wenn Sie stundenlang oder den ganzen Tag lang am Bildschirm sitzen. Da kann es nicht ausbleiben, dass es zu Beschwerden kommt.

Es kommt verschlimmernd hinzu, dass die Blutgefäße von Muskeln, die durch mangelnden Gebrauch steif werden, ebenfalls ihre Flexibilität einbüßen, was wiederum die Durchblutung beeinträchtigt. Kurzsichtigkeit geht immer mit Störungen der Blutversorgung einher. Wenn Sie sich Fotos des Augenhintergrunds ansehen, ist das mühelos nachzuvollziehen. Ist die Durchblutung von Hals und Schultern behindert, sinkt die Temperatur in den Augen und im Gehirn. Auch Folgeschäden wie Grüner Star, Grauer Star, Netzhautablösung und Makuladegeneration lassen sich auf vernachlässigte Durchblutungsstörungen zurückführen.

Kurzsichtigkeit geht vielfach mit Durchblutungsstörungen einher, auch deshalb, weil die Durchblutung der Augen (und des Gehirns) von Natur aus erschwert ist. Dafür gibt es mehrere Gründe:

- Die Augen sind sehr gut mit Arterien versorgt, aber 90 Prozent dieser Arterien sind Kapillaren, das heißt extrem dünne Blutgefäße.
- Die Schwerkraft übt einen Zug nach unten aus: Zwei Drittel unseres Bluts zirkulieren in der unteren Körperhälfte, wodurch Augen und Gehirn benachteiligt sind.
- Zwei Drittel unserer gesamten Blutmenge sind venöses Blut.

Wenn Sie Übungen für die Bewegungsmuskulatur der Augen machen, erreichen Sie damit unter anderem sogar, dass Ihre Augen und Ihr Gehirn wärmer werden.

Verbesserung der Sehkraft bei Kurzsichtigkeit und Astigmatismus: Patientenberichte

(Alle Zahlenangaben zu Kurzsichtigkeit und Astigmatismus in Dioptrien)

Verbesserung des Sehvermögens mit starkem Rückgang der Kurzsichtigkeit und des Astigmatismus

Alter 21 Jahre

Kurzsichtigkeit
Vorher R -9,75, L -6,5
Nachher R -3,25, L -3,5

Astigmatismus
Vorher R -5,25, L -5,0
Nachher R -3,0, L -4,0

Sehschärfe
Vorher R unter 0,01, L unter 0,01
Nachher R 0,1, L 0,05

»Seit meiner Kindheit sehe ich schlecht und bekam dadurch häufig Kopfschmerzen, oder mir wurde übel. In der Zeit meiner Aufnahmeprüfung für die Universität lag meine Sehschärfe unter 0,01. Ich sah die Welt wie durch ein beschlagenes Kaleidoskop. Nicht, dass ich einfach verschwommen oder doppelt gesehen hätte, nein, so einfach war das nicht. Es war ein chaotisches, unentwirrbares Durcheinander.

Ich geriet in Panik und sagte mir, dass unbedingt etwas geschehen müsse. Ich las viele Bücher über die Wiederherstellung des Sehvermögens, aber sie halfen mir alle nicht weiter, und ich war völlig ratlos. Endlich stieß ich dann auf Dr. Nakagawas Buch. Nach einer ersten Konsultation nahm ich an seinem Programm zur Verbesserung des Sehvermögens teil.

Und über die Ergebnisse der anschließenden Augenuntersuchung bin ich wirklich sehr froh.«

Verbesserte Sehschärfe mit bloßem Auge und Heilung der Migräne

Alter 29 Jahre

Kurzsichtigkeit
Vorher R -4,5, L -4,0
Nachher R -1,25, L -1,25

Sehschärfe
Vorher R 0,04, L 0,04
Nachher R 0,8, L 0,8

»Ich hatte früher eine Sehschärfe von 1,5, aber seit meiner Einstellung bei einer Firma arbeite ich über sieben Stunden täglich am Computer, und das tut meinen Augen gar nicht gut. Meine Sehschärfe ging auf unter 0,1 zurück, und außerdem plagten mich Migräneanfälle. Ich bekam Angst, dass ich vielleicht eines Tages erblinden würde.

Wie sehr staunte ich, als ich zuerst auf Dr. Nakagawas Buch gestoßen war und dann an seinem Trainingsprogramm teilgenommen hatte, dass die Trainingserfolge tatsächlich umso besser waren, je mehr ich mich einsetzte. Heute sind diese Übungen aus meinem Alltag nicht mehr wegzudenken.«

Verbesserung des Sehvermögens, obwohl weiterhin den ganzen Tag am Computer gearbeitet wird

Alter 28 Jahre

Kurzsichtigkeit
Vorher R -7,5, L -7,0
Nachher R -5,0, L -5,0

Sehschärfe
Vorher R 0,01, L 0,01
Nachher R 0,05, L 0,04

»Meine Aufgabe im Betrieb zwingt mich, den ganzen Tag am Computer zu sitzen, und prompt ging meine Sehschärfe auf 0,01 zurück. Ich wusste mir keinen Rat mehr und nahm an Dr. Nakagawas Training teil.

Ich fing an, mich bewusst aufzurichten und richtig zu atmen, und ich nahm jede Gelegenheit wahr, zwischendurch den Blick vom Computer abzuwenden und in die Ferne zu richten.

In zwei Monaten kann ich meinen gegenwärtigen Job hinter mir lassen, und ich freue mich schon auf die nächste Augenuntersuchung.«

Gutes Sehvermögen – kostbar ein Leben lang

Alter 20 Jahre

Kurzsichtigkeit
Vorher R -2,25, L -1,25
Nachher R -0,75, L 0,0

Sehschärfe
Vorher R 0,15, L 0,3
Nachher R 2,0, L 2,0

»Als ich mich beim Vision Fitness Center für den Kurs angemeldet hatte, war ich voller Zweifel. Würde ich wirklich wieder normal sehen können? Und wer war eigentlich dieser Dr. Nakagawa?

Es dauerte aber nicht lange, bis ich deutlich besser sehen konnte, vor allem auf dem rechten Auge, das fand ich wirklich erfreulich. Mir wurde klar, wie kostbar ein gutes Sehvermögen ist. Deshalb setze ich mich abends nicht mehr vor den Fernseher und gehe früher ins Bett.

Da ich den erreichten Stand unbedingt halten möchte, werde ich die Übungen weiterhin machen.«

Wieder mit bloßen Augen sehen können

Kurzsichtigkeit
Vorher R -4,5, L -4,0
Nachher R -2,5, L -2,0

Sehschärfe
Vorher R 0,04, L 0,04
Nachher R 0,4, L 0,4

»Nach meiner Teilnahme am Programm des Vision Fitness Centers kann ich heute sogar die unteren Zeilen der Testtafel mit bloßen Augen lesen. Ich bin überglücklich, und es lässt sich nicht bezweifeln, dass meine Sehkraft tatsächlich besser wird.«

Überzeugende Verringerung der Kurzsichtigkeit

Alter 23 Jahre

Kurzsichtigkeit
Vorher R -7,5, L -8,5
Nachher R -2,25, L -3,25

Sehschärfe
Vorher R 0,01, L unter 0,01
Nachher R 0,3, L 0,2

»Mit drei Jahren wurde bei mir festgestellt, dass ich schielte und schwachsichtig war. Ein chirurgischer Eingriff sollte diesen Zustand bessern, aber die Besserung blieb aus, und vom Augenarzt bekam ich nur Unerfreuliches zu hören, beispielsweise: ›Besser wird es nicht‹ oder ›Solltest du je Auto fahren, kann es leicht zu Unfällen kommen‹.

Ich versprach mir nicht viel vom Augentraining im Vision Fitness Center, aber inzwischen bin ich nur noch sprachlos über die

Wirkungen dieses Trainings. Neuerdings geht meine Kurzsichtigkeit drastisch zurück.«

»Ich lebe jetzt wie in einer anderen Welt.«

Alter 29 Jahre

Kurzsichtigkeit
Vorher R -7,5, L -6,0
Nachher R -4,75, L -3,5

Sehschärfe
Vorher R 0,04, L 0,05
Nachher R 0,06, L 0,2

»Ich wollte mich über Verbesserungsmöglichkeiten der Sehkraft informieren, und nach etlichen anderen Büchern stieß ich auf Dr. Nakagawas Arbeit. Besonders überzeugten mich seine Worte: ›Wer sich auf andere verlässt, kommt nie zu Verbesserungen.‹ Ich buchte einen Kurs bei ihm.

Ich freue mich über den Rückgang meiner Kurzsichtigkeit. An guten Tagen komme ich auf der Testtafel für die Sehschärfe bis 1,0, was bei meiner früheren starken Kurzsichtigkeit undenkbar gewesen wäre. Ich lebe jetzt wie in einer anderen Welt und frage mich ratlos, wozu Brillen und Kontaktlinsen überhaupt gut sind, wenn sie doch alles nur noch schlimmer machen.

Ich fände es schön, wenn den Leuten bewusst würde, dass Kurzsichtigkeit eine Krankheit ist und man das Sehvermögen wiederherstellen kann. Wir Menschen scheinen die einzigen Lebewesen zu sein, die nicht ohne Sehhilfen auskommen können. Müssten wir in der Wildnis leben, wären wir längst ausgestorben.

Wenn ich meinen Freunden erzähle, wie weit sich meine Sehschärfe schon in Richtung Normalität bewegt hat, glauben sie mir nicht. Mein Ziel ist 1,0.«

Sogar ein Systemingenieur kann seine Sehkraft verbessern.

Alter 29 Jahre

Kurzsichtigkeit
Vorher R -4,75, L -4,25
Nachher R -2,0, L -1,25

Sehschärfe
Vorher R 0,02, L 0,03
Nachher R 0,3, L 0,5

»Ich bin Systemingenieur im Softwarebereich und verbringe jeden Tag ein Drittel meiner Arbeitszeit am Computer. Seit ich am Programm teilnehme, geht es mit meiner Sehkraft stetig bergauf.

Drei Umstellungen empfinde ich als besonders hilfreich: Früher war ich eine Nachteule, heute bin ich Frühaufsteher. Ich trainiere in jeder Pause. Und ich sage mir immer wieder bewusst, dass ich sehen kann, denn das Gehirn richtet sich danach.«

»Ich werde bald wieder mit bloßem Auge sehen können!«

Alter 26 Jahre

Kurzsichtigkeit
Vorher R -1,75, L -3,25
Nachher R -1,0, L -1,0

Sehschärfe
Vorher R 0,3, L 0,03
Nachher R 1,2, L 0,7

»Auch nach meiner Entscheidung für den Kurs im Vision Fitness Center konnte ich nicht recht an die Normalisierung meiner Sehkraft glauben, schon weil ich in der Nachtschicht arbeite und da oft am Computer zu tun habe. Zu meiner Überraschung ging die Kurzsichtigkeit dann aber doch zurück, und die Sehschärfe nahm zu.

Ich arbeite jetzt nicht mehr in der Nachtschicht. Ich kann jetzt viel klarer denken – und ich wusste schon gar nicht mehr, wie köstlich es ist, am Morgen aufzuwachen und abends schlafen zu gehen.«

»Ich möchte meine Sehkraft verbessern und Profiboxer werden.«

Alter 19 Jahre

Kurzsichtigkeit
Vorher R -2,0, L -2,25
Nachher R -0,25, L -1,0

Sehschärfe
Vorher R 0,2, L 0,15
Nachher R 1,2, L 0,8

»Ich möchte gern Berufsboxer werden, war aber drauf und dran, diesen Traum abzuschreiben, weil dafür die Sehschärfe über 0,6 liegen muss, wenigstens auf einem Auge. Nachdem mir Dr. Nakagawas Buch zufällig in die Hände gefallen war, entschloss ich mich sofort zur Teilnahme an seinem Programm. Ich möchte meine Sehschärfe auf über 1,0 steigern. Ich glaube, das kann ich schaffen.«

Was tun bei Weitsichtigkeit, Astigmatismus, Schwachsichtigkeit und Schielen?

Ich bin selbst schwach weitsichtig, doch das ist kein großes Problem. Bei mittelstarker oder starker Weitsichtigkeit jedoch muss etwas getan werden.

In allen Altersstufen sind bei Weitsichtigkeit Bewegungsübungen für die Augen wichtig, um die Verarbeitungskapazität des Gehirns zu steigern und auf diesem Wege das Sehvermögen zu normalisieren. Schwache Sehkraft macht uns unlustig und antriebslos. Wenn Sie weiterhin mit Vergnügen studieren und lernen möchten, wenn Sie sich die Freude an Bewegung und Sport erhalten, bei der Arbeit leistungsfähig bleiben und dem Familienleben weiterhin gewachsen sein möchten, müssen Sie sich ein Leben lang gut um Ihre Augen kümmern.

Augenärzte verschreiben Ihnen in aller Regel einfach Brillen, und im Fall einer Anisometropie, das heißt, wenn die Fehlsichtigkeit beider Augen stark unterschiedlich ist, kann es sein, dass Sie eine Augenklappe bekommen. Es bleibt jedoch zweifelhaft, ob solche Maßnahmen zu einer Normalisierung des Sehvermögens führen, solange man der Sehschwäche nicht aktiv begegnet.

Am Vision Fitness Center legen wir es auf volle Wiederherstellung aller Funktionen der Augen und des Gehirns an, um das Sehvermögen wirklich ganz zu normalisieren – Weitsichtigkeit, Hornhautverkrümmung (Astigmatismus), Schwachsichtigkeit und Schielen.

Über 90 Prozent der Weitsichtigen, die aus dem ganzen Land zu uns kommen, erleben eine Normalisierung ihres Sehvermögens. Es dauert zwar seine Zeit, aber wenn man die richtigen Maßnahmen ergreift und eisern dranbleibt, kann man wirklich eine Menge erreichen.

In Japan kommt Weitsichtigkeit recht selten vor, während im Westen viele daran leiden, was vielleicht unter anderem genetische Gründe hat. Bei Weitsichtigkeit lässt nicht nur die Sehschärfe nach, sondern man neigt außerdem zu Unruhe oder sogar Hyperaktivität, man verliert schnell die Geduld und ermüdet leicht. Lern- und Aufmerksamkeitsstörungen haben oft mit Weitsichtigkeit zu tun.

In vielen Fällen liegen Störungen der visuellen Entwicklung und in der Folge der visuellen Funktionen und der Augenbewegungen vor, sodass es schwierig wird, die Augen zur Nase hin oder von der Nase weg zu drehen oder überhaupt gleichmäßige Augenbewegungen zu machen. Unter solchen Umständen haben die Betroffenen oft Mühe, sich in der unmittelbaren Umgebung zu orientieren. Da bei ihnen außerdem die Fusion (Verschmelzung der Bilder beider Augen zu einem einzigen im Gehirn) beeinträchtigt ist, fällt es ihnen auch schwer, sich zu konzentrieren, ihre Merkfähigkeit leidet ebenso wie das bildhafte Vorstellungsvermögen. In der Folge kann ein Widerwille gegen alles Lernen und gegen sportliche Betätigung entstehen.

Weitsichtigkeit kann durch Entwicklungsstörungen des Auges entstehen, aber meist werden genetische Ursachen angenommen. Es ist demnach nicht von Verhaltensfehlern der Betroffenen auszugehen, weshalb man von kritischen Äußerungen unbedingt absehen sollte. Sagen Sie also nie: »Wieso siehst du das nicht? Was ist los mit dir?« Die betroffene Person trägt keine Schuld. Wir sollten uns lieber aufmunternd äußern, zum Beispiel: »Mach dir keine Gedanken, du wirst schon wieder sehen können, wenn es deinen Augen erst besser geht. Du musst dich nur ein bisschen damit befassen, also gib nicht auf, ja?«

Viele Eltern zeigen wenig Verständnis für ihre weitsichtigen Kinder und züchten damit Minderwertigkeitskomplexe. Erschwerend kommt hinzu, dass sich Augen und Gehirn (insbesondere seine Fusionskraft) kaum noch entwickeln, wenn die Kinder ins Schulalter kommen. Deshalb kommt es darauf an, die Störung frühzeitig zu erkennen und sofort zu behandeln, bevor es zu spät ist – es ist ein Wettlauf mit der Zeit. Bei zwei- bis vierjährigen Kindern bringe ich den Eltern die Nakagawa-Methode bei, damit sie mit ihren Kindern trainieren können.

Wird die Weitsichtigkeit nicht frühzeitig behandelt, kann das schwerwiegende Folgen für Schulbesuch, Studium, Arbeit und sogar die Ehe haben, da Weitsichtigkeit uns verunsichert und schneller ermüden lässt. Altersbedingte Weitsichtigkeit setzt in manchen Fällen bereits im Alter zwischen 30 und 40 Jahren ein. Da sich der Zustand mit den Jahren verschlimmert (sofern es sich nicht um ganz leichte Weitsichtigkeit handelt), brauchen die Betroffenen immer wieder neue und stärkere Augengläser, und die Mühsal zieht sich über ein ganzes Leben hin.

Schwachsichtigkeit

Wenn Sie mit Brille oder ohne nicht mindestens eine Sehschärfe von 0,3 haben, gelten Sie als schwachsichtig. Bei Kindern besteht die Gefahr, dass sie keine Regelschule besuchen können, solange sich der Zustand nicht bessert.

Viele Patienten mit der ärztlichen Diagnose »Schwachsichtigkeit« kommen aus ganz Japan zu mir. Die allermeisten, die Veränderungen an ihrer Lebensweise vornehmen und jeden Tag nach meinem Trainingsprogramm üben, können ihre Sehschwäche überwinden.

Man geht in solchen Fällen von einem nicht ausreichenden Auflösungsvermögen der Netzhaut aus. Anscheinend kann die Netzhaut hier nur noch verschwommene Bilder erzeugen.

Mein Programm geht nun ganz gezielt vor, um das Sehvermögen wiederherzustellen. Zunächst wird jeder, der mit einer Sehschwäche zu uns kommt, daraufhin untersucht, ob es sich um eine Schwachsichtigkeit im medizinisch definierten Sinne handelt. Dann werden die Augen-Balance-Maske (eine spezielle Lochmaske) sowie Augengläser (Brille oder Kontaktlinsen) angewendet, die wir in Zusammenarbeit mit einem Optiker anfertigen.

Mit diesen Maßnahmen wird das Auflösungsvermögen der Netzhaut verbessert, und außerdem erhöht sich die Fusionskraft des Gehirns (sein Vermögen, die Bilder der beiden Augen zu einem einzigen zu verschmelzen). Durch die Normalisierung der Augen- und Gehirnfunktion geht es nach und nach auch mit dem Sehvermögen aufwärts.

Schielen

Bei nicht oder nicht ausreichend mit Augengläsern korrigierter Weitsichtigkeit kann ein reaktives Schielen entstehen, ausgelöst durch das Bemühen, nahe Dinge scharf zu sehen. Man spricht hier von »akkomodativem« Schielen, das nichts mit einer manifesten Fehlstellung der Augen zu tun hat. Bei diesem Zustand lassen sich mit der Nakagawa-Methode deutliche Verbesserungen erzielen.

Handelt es sich jedoch um eine echte Fehlstellung der beiden Augen zueinander, muss zunächst ein chirurgischer Eingriff vorgenommen werden, dem dann ein Rehabilitationstraining zur Wiederherstellung der normalen Augenfunktion folgt. Ansonsten bestünde die Gefahr, dass sich der vorherige Zustand wieder einstellt.

Astigmatismus (Hornhautverkrümmung, Stabsichtigkeit)

In letzter Zeit nehmen die Fälle von Astigmatismus (auch als Stabsichtigkeit bekannt) stark zu. In den allermeisten Fällen handelt es sich tatsächlich um das, was umgangssprachlich Hornhautverkrümmung genannt wird, ein Zustand, der sich nur in gewissen Grenzen und nie ganz befriedigend mit Augengläsern korrigieren lässt.

Beim sogenannten Linsenastigmatismus ist Fehlsichtigkeit durch ungleichmäßige Krümmung der Augenlinse oder durch ungleichmäßigen Zug des Ziliarmuskels bedingt (der für die Verformung der Linse zum Scharfstellen zuständig ist). Verbesserungen nehmen bei diesem Zustand viel Zeit in Anspruch, aber mit Beharrlichkeit kann man auch hier eine Menge erreichen.

Weitsichtigkeit, Stabsichtigkeit, Schielen und Schwachsichtigkeit überwinden: Eltern berichten

»Ihre Augen sind in die ursprüngliche Lage zurückgekehrt.«

Alter 6 Jahre

Sehschärfe
Vorher R 0,03, L 0,02
Nachher R 1,2, L 0,5

»Meine Tochter ist heute sechs Jahre alt. Mit vier Jahren brachte ich sie zu einem Kinder-Augenarzt. Ihre Sehschärfe, glaube ich, betrug damals 0,03, sie war weitsichtig, schwachsichtig und schielte. Es wurde eine Augenklappe verordnet, die sie ungefähr ein Jahr lang trug, aber es stellte sich keine Besserung ein.

Mit Dr. Nakagawas Trainingsprogramm jedoch verbesserte sich die Sehschärfe des rechten Auges auf 1,2 und die des linken auf 0,5. Auch die Stellung der Augen konnte normalisiert werden.

Ich halte sie an, weiterhin zu üben, damit ihre Sehkraft noch besser wird.«

Gegen die Erwartung des Augenarztes von Schwachsichtigkeit geheilt

Alter 5 Jahre

Sehschärfe
Vorher R 0,15, L 0,8
Nachher R 1,2, L 1,5

»Der Augenarzt des Kindergartens, den meine Tochter besucht, diagnostizierte bei ihr eine starke Weitsichtigkeit, durch die sie auch schwachsichtig ist. Er sagte, sie müsse eine Brille tragen und dabei werde es auch bleiben. Ich war sehr beunruhigt, wie man sich denken kann.

Dann habe ich durch ein Buch vom Vision Fitness Center erfahren und meine Tochter für das Programm angemeldet. Es dauerte gerade einmal 20 Tage bis zur Normalisierung ihrer Sehkraft. Unsere ganze Familie wird bei diesem Training bleiben, damit wir nie Brillen brauchen.«

Keine Sorge bei Schwachsichtigkeit aufgrund von Weitsichtigkeit

Alter 6 Jahre

Sehschärfe
Vorher R 0,1, L 0,2
Nachher R 0,7, L 1,5

»Ich erfuhr erst durch die augenärztliche Untersuchung meines Sohnes zu seiner Einschulung, dass er schlecht sah. Ich machte mir Vorwürfe, weil ich es nicht selbst früher bemerkt hatte. Außerdem war ich in großer Sorge, dass er womöglich erblinden könnte.

Es wurde bei meinem Sohn eine Schwachsichtigkeit festgestellt, für die sowohl eine Brille als auch eine Augenklappe verordnet wurden. Zu allem Überfluss hieß es auch noch, der Behandlungserfolg sei zweifelhaft, weil mit der Behandlung so spät begonnen wurde. Das waren gar keine guten Aussichten, und so herrschte in unserer Familie bedrückte Stimmung.

Irgendwie fiel mir in der Buchhandlung Dr. Nakagawas Buch in die Hände. Als ich im Vision Fitness Center anrief, war Dr. Nakagawa selbst am Apparat und beantwortete bereitwillig meine Fragen. Ich meldete meinen Sohn sofort an. Nach diesem Kontakt verschwanden meine Befürchtungen, und die ganze Familie fand zu neuem Optimismus.

Bei jedem Augentest im Verlauf des Programms zeigte sich, dass die Sehschärfe bei meinem Sohn wieder ein bisschen besser geworden war. Ich war so froh, ich ging wie auf Wolken. Wenn man sich entschlossen für etwas einsetzt, stellen sich die Erfolge wie von selbst ein.«

»Auch bei mir hat sich die Sehschärfe verbessert!«

Alter 7 Jahre

Sehschärfe
Vorher R 0,3, L 0,6
Nachher R 1,0, L 1,2

»Nach dem für alle Erstklässler obligatorischen Sehtest bekam ich den Rat, mit meinem Sohn zum Augenarzt zu gehen. Es war ein ziemlicher Schock, als der Arzt sagte, mein Sohn sei weitsichtig und müsse eine Brille tragen. Ich war dann noch bei einigen anderen Augenärzten mit ihm, aber die Auskunft war überall die gleiche.

Als er die Brille ein Jahr lang getragen hatte, begann er über schmerzende Augen zu klagen und wollte die Brille nicht mehr tragen. Noch während ich überlegte, was jetzt zu tun sei, stieß ich auf Dr. Nakagawas Buch und besuchte mit meinem Sohn das Vision Fitness Center. Dr. Nakagawa riet mir, das Training ebenfalls zu absolvieren, da es, wie er sagte, »frei von Nebenwirkungen« sei.

Seitdem beschäftigen wir uns jeden Tag als Team mit den Übungen. Beim letzten Sehtest lag die Sehschärfe bei uns beiden über 1,0.«

Auch hochgradige Weitsichtigkeit lässt sich deutlich bessern.

Alter 5 Jahre

Sehschärfe
Vorher R 0,1, L 0,1
Nachher R 0,9, L 0,8

»Als mir die Weitsichtigkeit meines Sohns auffiel und ich mit ihm zum Augenarzt ging, wurde mir zu meinem Entsetzen eröffnet, er sei stark weitsichtig, und man müsse dringend etwas unternehmen, sonst drohten Schwachsichtigkeit und sogar Schielen.

Ich war sehr besorgt, nahm aber allen Mut zusammen und meldete meinen Sohn für Dr. Nakagawas Trainingsprogramm an. Er bekam dort außerdem eine Brille zur Wiederherstellung des Sehvermögens, die er ständig tragen musste.

Bei jedem Sehtest konnte ich nur staunen, was für rapide Fortschritte mein Sohn machte. Beim Sehtest für die Einschulung wurde ihm eine Sehschärfe von 1,0 attestiert, so schnell schlug das Sehtraining bei ihm an.«

Schwachsichtigkeit aufgrund von Weitsichtigkeit ist kein Hinderungsgrund.

Alter 6 Jahre

Sehschärfe
Vorher R 0,1, L 0,1
Nachher R 0,9, L 1,5

»Es ist heute zwei Jahre her, dass ich meine Tochter als Fernteilnehmerin beim Vision Fitness Center angemeldet habe. Und heute ist auch der schönste Tag in ihrem und meinem bisherigen Leben. Dr. Nakagawa hat mir nämlich mitgeteilt, dass meine Tochter den Preis für die überzeugendsten Verbesserungen gewonnen hat. Es tut so gut, die Freude in ihrem Gesicht zu sehen.«

Weitsichtigkeit und Schwachsichtigkeit sind wie weggeblasen.

Alter 7 Jahre

Sehschärfe
Vorher R 0,4, L 0,2
Nachher R 1,0, L 0,6

»Ich war tief erschrocken, als ich die Resultate des Sehtests zur Einschulung meiner Tochter bekam. Eigentlich hatte ich bereits gewusst, dass es mit ihrem Sehvermögen nicht zum Besten stand. Nach ihrem ersten Sehtest mit drei Jahren hatte man mir geraten, einen Augenarzt aufzusuchen, doch das hatte ich unterlassen. Jetzt holte ich es nach und musste mir sagen lassen: ›Sie ist vor allem schwachsichtig, Sie hätten viel früher mit ihr kommen sollen, jetzt ist es zu spät.‹

Ich war sehr niedergeschlagen, doch dann fand ich Dr. Nakagawas Buch, und nachdem ich es gelesen hatte, sagte ich mir: ›Das ist es!‹ Ich meldete meine Tochter für das Trainingsprogramm an und nahm auch selbst daran teil. Wir haben uns zusammen wirklich reingekniet.

Der letzte Sehtest übertraf alle meine Erwartungen. Ich hatte schon kaum noch daran geglaubt, aber die Sehkraft meiner Tochter ist jetzt deutlich besser. Ich bin wirklich von Herzen dankbar.«

Hochgradige Weitsichtigkeit – schwierig, aber nicht unmöglich

Alter 5 Jahre

Sehschärfe
Vorher R 0,15, L 0,1
Nachher R 0,4, L 0,5

»Meine Tochter bekam in einer augenärztlichen Praxis die Diagnose hochgradige Weitsichtigkeit und Schwachsichtigkeit. Der Arzt sagte: ›Ich glaube nicht, dass sie je irgendetwas klar gesehen hat. Wenn wir das nicht beheben können, bis sie sechs wird, ist es vielleicht zu spät.‹ Ich war richtig verzweifelt.

Damals, als ihr Schielen noch ganz schwach ausgeprägt war, hatte der Augenarzt gesagt: ›Machen Sie sich keine Sorgen, das wächst sich aus.‹ Heute bedaure ich, dass ich das geglaubt habe.

Im Buchladen stieß ich auf Dr. Nakagawas Buch. Ich rief im Vision Fitness Center an und konnte direkt mit Dr. Nakagawa sprechen. Er sagte: ›Ich habe noch nie jemanden mit plus sieben Dioptrien Weitsichtigkeit behandelt, aber es müsste schon gehen. Auch da besteht noch Hoffnung, versuchen wir es einfach.‹

In der Familie waren sie alle skeptisch, aber ich wusste einfach, dass wir diese Chance wahrnehmen mussten.

Schon beim zweiten Sehtest im Verlauf des Trainings kam meine Tochter an mehreren Stellen auf eine Sehschärfe von 0,8 mit bloßen Augen. ›Sie hat es geschafft!‹, riefen alle in der Familie begeistert. Ich habe mir fest vorgenommen, dass sie und ich auch künftig gemeinsam bei diesem Training bleiben werden.«

Weitsichtigkeit und Astigmatismus einfach wegtrainiert

Alter 6 Jahre

Sehschärfe
Vorher R 0,4, L 0,1
Nachher R 1,2, L 0,9

»Meine Tochter nimmt aus der Ferne am Programm teil und kann inzwischen viel besser sehen. Ich freue mich mit ihr, und wir haben es auch gebührend gefeiert. Besonders schön ist, dass sie inzwischen auch 3-D-Bilder mühelos betrachten kann.

Wie gut, dass wir uns Dr. Nakagawa anvertraut haben! Es ist alles so viel besser geworden. Meine Tochter und ich werden sicherlich weiter dranbleiben.«

Augentraining 1: für bessere Beweglichkeit der Augen

Fangen wir mit Übungen zur Beweglichkeit der Augen an. Hier gleich eine Vorübung, einfach und sehr wirksam:

Heben Sie den Zeigefinger auf die Höhe Ihrer Augen, und richten Sie den Blick darauf. Jetzt führen Sie den Finger ganz langsam an die Augen heran. Je näher Sie mit dem Finger kommen, desto mehr wandern die Augen einwärts und müssen sich ein wenig anstrengen. Wenn Sie den Finger langsam wieder entfernen, entspannen sich die Augen und blicken wieder parallel.

Lassen Sie jemanden dabei Ihre Augen beobachten, um sicherzustellen, dass sie sich tatsächlich so verhalten. Sollten die Augenmuskeln ein wenig steif sein, werden Sie die Übung als ziemlich anstrengend empfinden.

In neuerer Zeit gibt es immer mehr Menschen, deren Augen auch beim Blick in die Ferne etwas schielen, einfach weil sie zu häufig und zu lange zu nah am Bildschirm sitzen. Das verlangt den Augen eine ständige Anstrengung ab, sodass die Muskeln steif werden und sich nicht mehr ganz lockern können.

Dann gibt es noch den bereits erwähnten Fall, dass die Augen stark unterschiedlich sind, sodass man im Grunde nur noch mit einem Auge schaut. Auch das schadet den Augen. Bei manchen Leuten ist es so, dass sich nur noch ein Auge in Richtung Nase bewegt.

1. Schielübung zur Entspannung

Halten Sie den Daumen in etwa 30 Zentimeter Abstand mittig vor Ihre Augen. Fixieren Sie ihn, und führen Sie ihn langsam in der Mitte zwischen den Augen an Ihr Gesicht heran, wobei sich die Augen ebenso langsam in Richtung Nase drehen. Wenn der Daumen ungefähr zehn Zentimeter von Ihrem Gesicht entfernt ist, halten Sie ihn dort eine halbe Minute lang.

Wenn sich nur eines der beiden Augen nach innen dreht, bewegen Sie den Daumen von der anderen Seite her auf sich zu. Wiederholen Sie das einige Male, um dann wieder einen Versuch mit dem mittig gehaltenen Daumen zu machen.

Anfangs werden sich Ihre Augen etwas anstrengen müssen, aber mit der Zeit werden sie sich immer leichter einwärts in Richtung Nase drehen können. Dadurch wird sich das Übermüdungsgefühl Ihrer Augen stark vermindern, sodass sie eher entspannt bleiben können.

2. Schnelle Augenbewegungen

Halten Sie den Daumen 30 Zentimeter vom Gesicht entfernt, und bewegen Sie ihn in Kurven und Kreisen, wobei Sie ihm mit dem Blick folgen. Machen Sie anfangs kleine Bewegungen, dann allmählich immer größere und schnellere. Die Augen sollen sich dabei ebenso aufwärts und abwärts wie zu den Seiten hin bewegen.

Steif gewordene Muskeln sind anfangs nur mit etwas Mühe zu bewegen, aber mit ein wenig Übung wird es Ihnen immer leichter fallen, sodass Sie auch mehr Zutrauen zu Ihrem Sehvermögen bekommen.

3. In die Leere blicken

Halten Sie den Daumen in Augenhöhe, und fixieren Sie den Nagel. Jetzt ziehen Sie den Daumen weg, halten den Blick aber auf die Stelle gerichtet, an der er eben noch war. Halten Sie den Blick zehn Sekunden lang auf diese Stelle gerichtet. Wiederholen Sie die Übung, indem Sie den Daumen in verschiedenen anderen Positi-

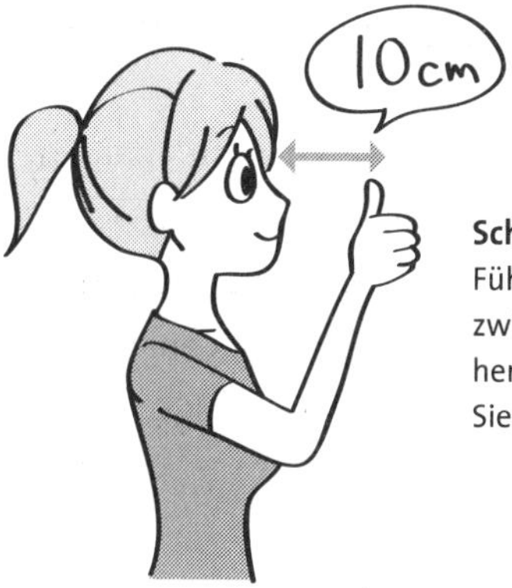

Schielübung

Führen Sie den Daumen in der Mitte zwischen den Augen an das Gesicht heran, bis die Augen schielen. Halten Sie den Daumen 30 Sekunden lang so.

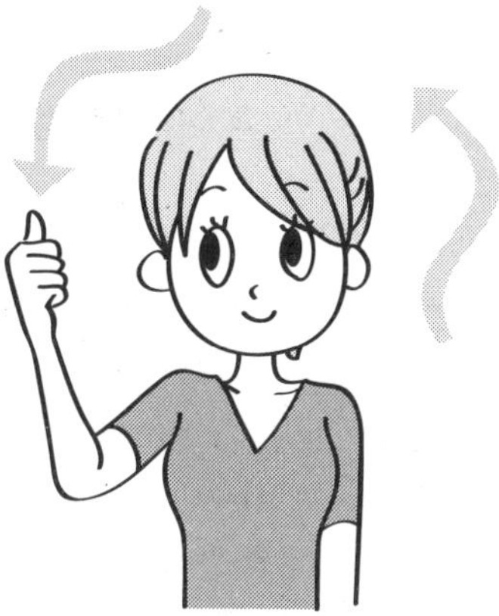

Schnelle Augenbewegung

Bewegen Sie den Daumen in willkürlichen Bahnen vor Ihrem Gesicht durch die Luft, und folgen Sie ihm mit den Augen.

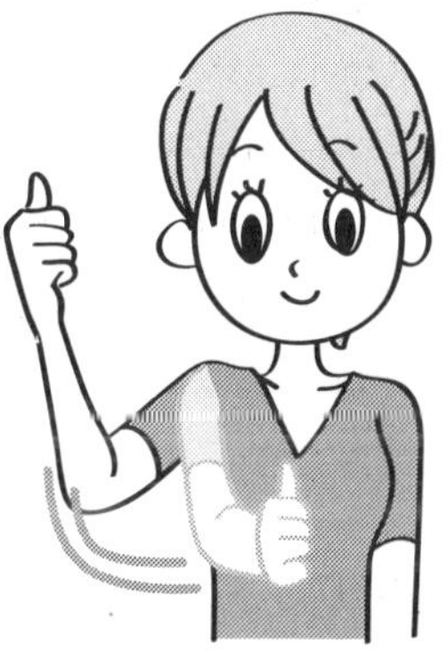

Blick ins Leere

Fixieren Sie den Nagel Ihres in bequemem Abstand vor dem Gesicht gehaltenen Daumens. Ziehen Sie die Hand weg, während Sie den Blick weiterhin auf die Stelle gerichtet halten, wo der Daumennagel war.

onen in Ihrem Gesichtsfeld halten. Wenn es Ihnen gelingt, verschiedene Positionen im leeren Raum klar im Blick zu behalten, finden die Augen zu ihrem natürlichen Zusammenspiel, und die Kraft Ihrer Augenmuskeln nimmt zu.

Versuchen Sie zu spüren, wie sich die Spannungsverhältnisse in Ihren Augenmuskeln bei Veränderungen der Blickrichtung ändern. Sie bekommen so ein Gespür dafür, wie Ihre Augen sinnvoll zu bewegen sind.

Augentraining 2: für optimale Balance beider Augen (wichtig für Augen und Gehirn)

Unser Körper ist zumindest äußerlich achsensymmetrisch: Die beiden Körperhälften sehen annähernd gleich aus, und viele Einzelheiten kommen ebenfalls paarig vor, zum Beispiel Augen, Ohren, Arme und Beine. In allen Fällen bewirkt ein Verlust der Symmetrie ein Ungleichgewicht, das sich nicht nur körperlich, sondern auch geistig auswirkt.

Hier drei Kernaspekte dieser Symmetrie im Hinblick auf die Augen:

1. Sehen bedeutet, dass beide Augen auf dieselbe Stelle blicken

Scharf sehen wir nur dann, wenn beide Augen auf dieselbe Stelle im Raum blicken. Wenn Sie etwas Zuverlässiges über den angepeilten Gegenstand in Erfahrung bringen wollen, wenn Sie ihn richtig auffassen und zu brauchbaren Urteilen gelangen wollen, kommt es auf möglichst präzise Fokussierung an.

2. Das Gehirn verschmilzt die Bilder beider Augen zu einem einzigen

Wenn wir davon ausgehen, dass beide Augen tatsächlich auf dieselbe Stelle scharf gestellt sind, kann das Gehirn aus den beiden Bildern ein einziges machen. Das bedeutet dann zugleich, dass die visuellen Impulse auch richtig ans Gehirn übermittelt wurden, sonst würde es ihm kaum gelingen, ein Verschmelzungsbild zu erzeugen.

3. Dreidimensionale Wahrnehmung

Wenn die erstgenannten beiden Bedingungen erfüllt sind, können wir die Dinge räumlich sehen.

Sind diese Gleichgewichtsverhältnisse oder Symmetrien nicht gegeben, ermüden die Augen schnell, die Schultern verspannen sich, und wir bekommen Kopfweh. Auch das Gehirn leidet darunter, sodass es zu mentalen und psychischen Problemen kommt – Reizbarkeit, Verwirrungszustände, Unentschlossenheit, Konzentrations- und Aufmerksamkeitsstörungen.

Es folgen Übungen zur Unterstützung der Balance beider Augen.

Mit beiden Augen dieselbe Stelle anpeilen

Schreiben Sie sich ein A auf den Daumennagel. Strecken Sie den Arm mit diesem Daumen ganz aus. Schließen Sie das linke Auge, um das A mit dem rechten anzuschauen. Jetzt öffnen Sie das linke wieder. Erscheint der Buchstabe sofort klar und deutlich? Wenn das der Fall ist, stimmt die Symmetrie Ihrer Augen, das heißt, Ihre

Augen sehen wirklich dasselbe. Sollte es jedoch länger als eine Sekunde dauern, bis sich das A klar formiert, ist die Symmetrie nicht ausreichend gegeben. In dem Fall üben Sie einfach eine Weile. Natürlich auch mit dem anderen Auge.

Verschmelzung der Bilder beider Augen zum dreidimensionalen Sehen

In der Abbildung auf der nächsten Seite verbirgt sich ein 3-D-Bild. Erkennen Sie es?

Versuchen wir es zuerst mit der Schiel-Methode. Halten Sie das Buch quer, sodass die beiden Punkte am Rand oben sind. Der Abstand von Ihren Augen sollte 30 bis 40 Zentimeter betragen. Richten Sie den Blick auf die beiden Punkte, und bringen Sie Ihre Augen langsam in eine Schiel-Stellung, bis sich in der Mitte zwischen den beiden Punkten ein dritter Überlagerungspunkt bildet. Vielleicht müssen Sie ein wenig üben, bis Sie diesen dritten Punkt stabil an seiner Stelle halten können. Wenn Sie jetzt in dieser Augenstellung auf das Bild schauen, wird es dreidimensional, und Sie sehen Möwen, sogar in mehreren Ebenen. Wiederholen Sie diese Übung, bis Sie innerhalb von drei Sekunden dreidimensional sehen können.

Jetzt möchte ich Ihnen noch die Parallel-Methode vorstellen. Halten Sie das Bild wieder 30 bis 40 Zentimeter von Ihren Augen entfernt, aber fixieren Sie diesmal irgendeinen zwei bis drei Meter entfernten Gegenstand. Bleiben Sie eine Weile in dieser Stellung und Blickfixierung. Irgendwann ist die dreidimensionale Wahrnehmung des Bildes plötzlich da. Wiederholen Sie die Übung, bis

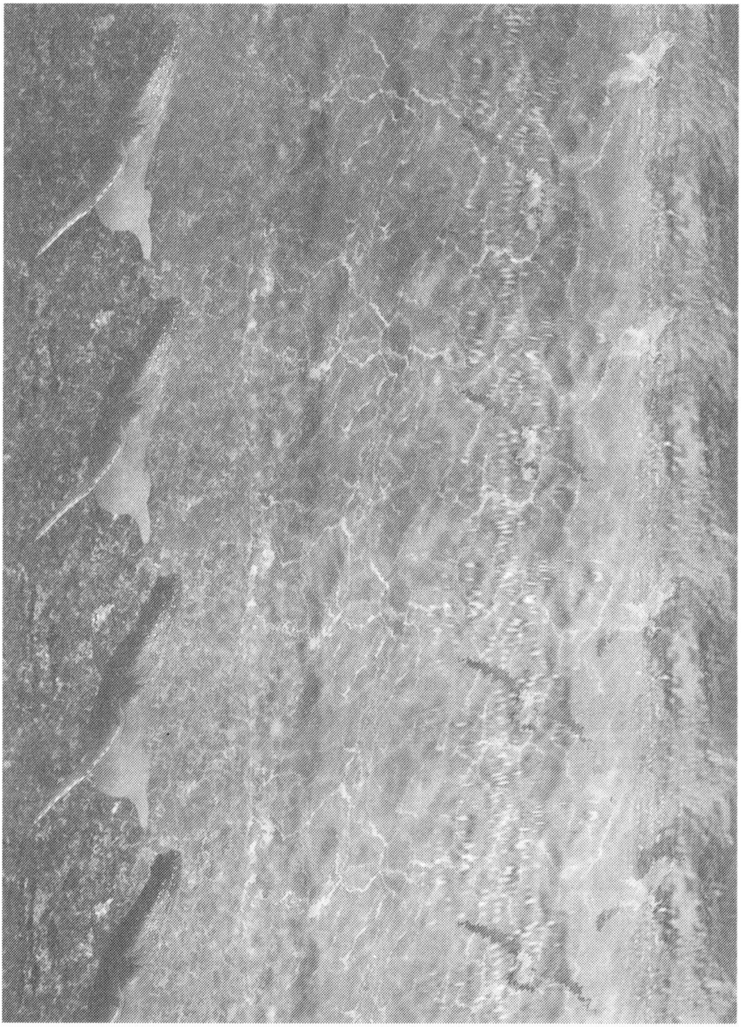

Sie auch hier den Eindruck der Dreidimensionalität innerhalb von drei Sekunden erzeugen können.

Zum Schluss wechseln Sie zwischen den beiden Methoden, zweimal innerhalb von zehn Sekunden. Sie trainieren hier räumliche und zeitliche visuelle Flexibilität.

Augentraining 3: zum schnellen Wechsel zwischen fern und nah

Scharfstellung ist eine ganz wichtige Sache für das Sehen. Gelingt die Fokussierung nicht mehr, wird das Sehen richtig beschwerlich.

Für kurzsichtige und weitsichtige Menschen gibt es jeweils spezielle Testverfahren, mit denen der Grad ihrer Fehlsichtigkeit festgestellt werden kann. In letzter Zeit wird jedoch immer deutlicher, dass sich hier etwas ändert und die klare Unterscheidung von Kurzsichtigkeit und Weitsichtigkeit kaum noch möglich ist.

Es läuft darauf hinaus, dass stark kurzsichtige Personen irgendwann auch auf kurze Distanz nicht mehr klar sehen können, weil sie viel zu viel und aus zu geringer Entfernung auf Bildschirme und sonstige Displays blicken. Auf einmal bekommen sie Symptome, die stark an Altersweitsichtigkeit erinnern. Der Grund liegt in zu langer einseitiger Anspannung der für die Naheinstellung zuständigen Augenmuskeln, die immer weniger in der Lage sind, sich wieder zu entspannen. Deshalb können heute immer mehr Kinder und Erwachsene weder nahe noch ferne Dinge klar erkennen.

Dafür jetzt zwei Übungen, mit denen Sie den schnellen Wechsel zwischen Nah- und Ferneinstellung der Augen trainieren können.

1. Übung zur Korrektur der Scharfeinstellung entfernter Dinge

(mit Brille, falls erforderlich)
Nehmen Sie eine Position in einiger Entfernung von einem Kalender an der Wand ein. Halten Sie eine Hand etwa 30 bis 40 Zentimeter von Ihrem Gesicht entfernt, und blicken Sie abwechselnd auf den Kalender und auf Ihre Hand, zunächst jeweils ungefähr drei Sekunden lang. Lassen Sie den Wechsel zwischen fern und nah allmählich immer schneller werden, bis Sie 20 bis 30 Mal gewechselt haben.

2. Übung für den Wechsel der Scharfeinstellung

(mit Brille, falls erforderlich)
Nehmen Sie wieder Ihre Position gegenüber dem Kalender an der Wand ein, und heben Sie die Hand in Gesichtshöhe wie zuvor. Die Übung selbst läuft ganz ähnlich wie die vorige, nur dass Sie den Fokus nicht stetig wechseln, sondern die beiden Phasen – Umstellung von nah auf fern und Umstellung von fern auf nah – jeweils 20 bis 30 Mal hintereinander üben.

Fokussieren Sie die Augen auf Ihre Hand und dann ganz plötzlich auf den einige Meter entfernten Kalender an der Wand. Gehen Sie langsam zur Hand zurück, um dann mit dem Blick wieder plötzlich zum Kalender zu springen. Wiederholen Sie das 20 bis 30 Mal. Im zweiten Teil der Übung stellen Sie zunächst auf den Kalender scharf, um dann ganz plötzlich zur Hand zu springen. Wiederholen Sie auch das 20 bis 30 Mal.

Augentraining 4: gegen computerbedingte Kurzsichtigkeit

In diesem Buch wurde schon mehrmals die Kurzsichtigkeit angesprochen, die durch allzu viel Arbeit am Computer entstehen kann. Sollte sich das auch bei Ihnen bemerkbar machen, müssen Sie unbedingt etwas unternehmen. Machen Sie es sich zur Regel, jeden Tag zu üben, um dieser Computer-Kurzsichtigkeit entgegenzuwirken.

Dazu hier ein paar Übungen, die Sie ausprobieren können, wenn Sie sich nach der Computerarbeit überanstrengt fühlen.

1. Augen zu, Augen auf

- Zu Beginn schließen Sie die Augen und halten sie zehn Sekunden fest geschlossen.
- Augen öffnen und zehn Sekunden nach oben blicken.
- Augen schließen und wieder zehn Sekunden geschlossen halten.
- Augen öffnen und zehn Sekunden nach unten blicken.

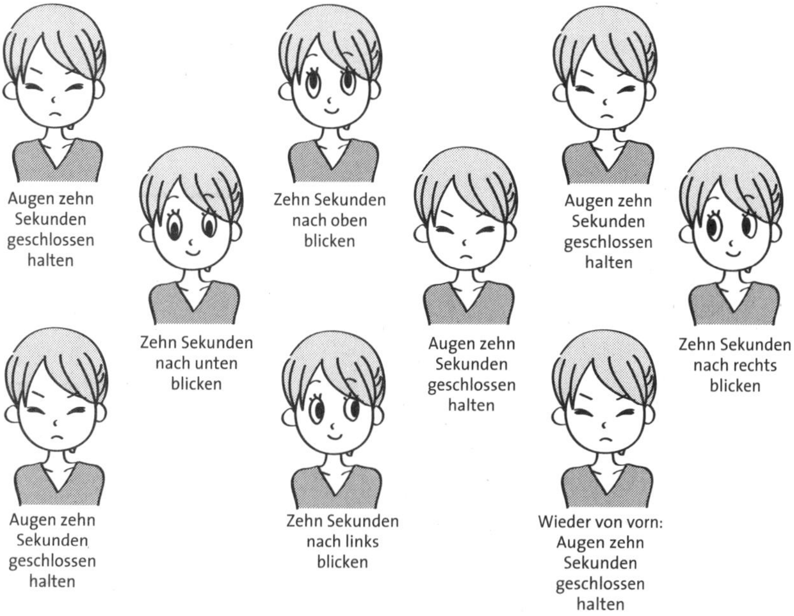

Augen zu, Augen auf

- Augen wieder zehn Sekunden geschlossen halten.
- Augen öffnen und zehn Sekunden nach rechts blicken.
- Augen zehn Sekunden geschlossen halten.
- Augen öffnen und zehn Sekunden nach links blicken.
- Jetzt wieder von vorn, den ganzen Ablauf zweimal durchspielen.

Diese Übungen sind so etwas wie eine Augenmassage. Sie bewegen damit nicht nur die eigentlichen Augenmuskeln durch, sondern auch die Gesichtsmuskulatur rund um die Augen, die Ihren Gesichtsausdruck formen. Diese Übungen kräftigen außerdem Ihre Blutgefäße und verbessern die Durchblutung.

2. Kreis, Dreieck, Quadrat

Bei dieser Übung kommt es darauf an, dass Sie das Gesicht möglichst wenig bewegen. Deshalb fixieren Sie das Kinn mit der linken Hand, während Sie mit dem rechten Zeigefinger einen großen Kreis in die Luft zeichnen und der Bewegung der Fingerspitze mit beiden Augen folgen. Danach zeichnen Sie ein großes Dreieck und anschließend ein großes Quadrat in die Luft und folgen wieder der Bewegung des Fingers mit den Augen. Anschließend halten Sie das Kinn mit der rechten Hand und zeichnen die drei Figuren mit dem Zeigefinger der linken, wobei Sie den Bewegungen des Fingers wieder mit den Augen folgen und den Kopf möglichst nicht bewegen. Wiederholen Sie den gesamten Ablauf zweimal.

Im Alltag begegnen uns Quadrate beziehungsweise Rechtecke am häufigsten, gefolgt von Kreisen und Dreiecken. Diese Übung weitet nicht nur Ihren Gesichtskreis, sondern schärft auch die Formwahrnehmung des Gehirns, sodass Sie die Dinge in Ihrem Gesichtsfeld sofort erkennen.

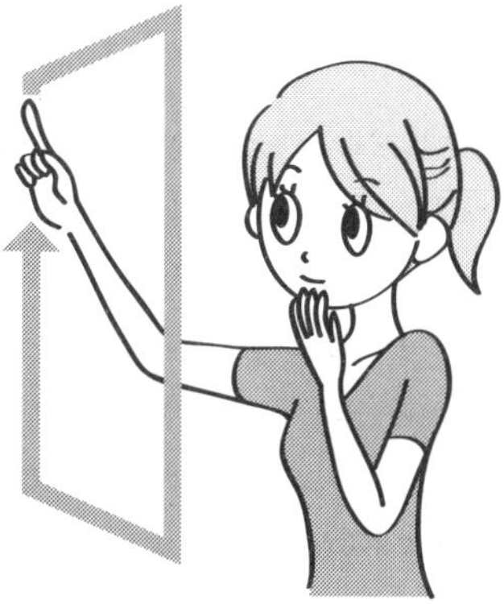

Kreis, Dreieck, Quadrat

Da sich der Kopf möglichst wenig bewegen soll, halten Sie Ihr Kinn mit der linken Hand, während Sie mit dem Zeigefinger der rechten einen großen Kreis, ein großes Dreieck und ein großes Quadrat in die Luft zeichnen und den Bewegungen des Fingers mit den Augen folgen. Anschließend zeichnen Sie die Figuren noch einmal mit der linken Hand.

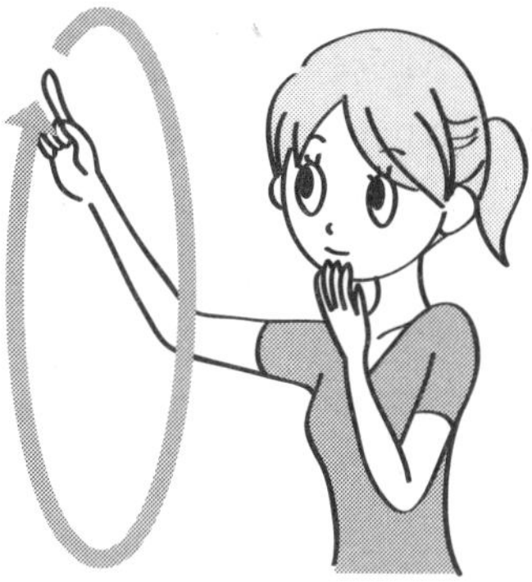

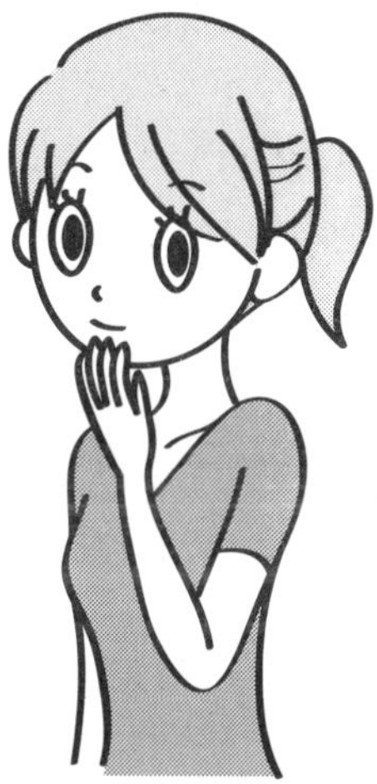

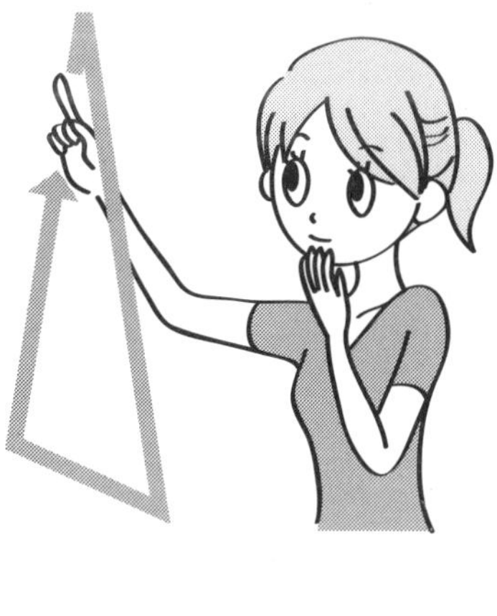

3. Zickzack-Übung

Die nächste Abbildung zeigt Ihnen eine Zickzacklinie. Da die allermeisten Texte am Computer oder in Druckerzeugnissen zeilenweise gelesen werden, ist diese Form der Bewegung Ihren Augen sehr geläufig.

Drehen Sie das Buch deshalb jetzt um 90 Grad, um der Zickzacklinie auf und ab und auf und ab zu folgen. Wiederholen Sie das zwei Minuten lang mehrmals.

Sollten Sie auch viel mit senkrecht geschriebenen Texten in asiatischen Sprachen oder zum Beispiel mit Zahlenkolonnen in Spalten zu tun haben, halten Sie das Buch zum Ausgleich und zur Erholung Ihrer Augen in der normalen Stellung, um der Zickzacklinie von links nach rechts und wieder nach links und so weiter zu folgen.

Zickzack-Übung

Halten Sie das Buch abwechselnd in der normalen Lesestellung und um 90 Grad gedreht, um mit den Augen mehrmals der Zickzacklinie zu folgen, mal auf und ab, mal hin und her.

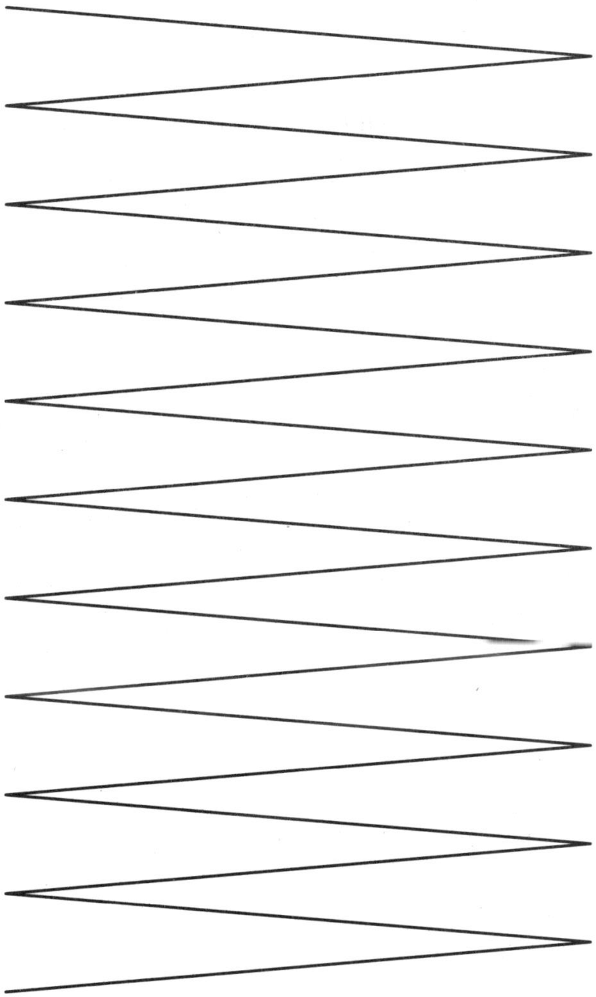

4. Umfassende Trainingseinheit für alle Augenmuskeln

Halten Sie den Daumen Ihrer dominanten Hand mit zehn Zentimetern Abstand vor Ihre Augen. Bewegen Sie den Daumen 15 Zentimeter nach rechts und dann wieder in die Mitte. Verfolgen Sie die Bewegung genau mit den Augen. Jetzt bewegen Sie den Daumen nach links und wieder in die Mitte, dann nach oben und unten und zuletzt in die vier diagonalen Richtungen: oben rechts, unten links, dann oben links und unten rechts. Anfangs bewegen Sie den Daumen langsam, um ihm mit den Augen folgen zu können, aber wenn Sie ein wenig geübt sind, sollten Sie schneller werden.

Achten Sie darauf, dass die Augen dem Daumen wirklich ganz genau folgen. Dabei werden neben den äußeren Augenmuskeln (für die Augenbewegungen) auch die inneren Muskeln (für die Scharfstellung) ein wenig bewegt, und das bewirkt einen ausgewogenen Aufbau der gesamten Augenmuskulatur. Der gesamte Übungsablauf unterstützt auch die Korrektur eines Astigmatismus.

5. Klopfen

Wie Frauen sich die Gesichtslotion sanft einklopfen, so werden Sie bei dieser Übung die Augenumgebung mit Ihren Fingerkuppen beklopfen. Immer wenn sich die Augen müde anfühlen, können Sie sie sanft etwa zwei Minuten lang klopfen.

Beim Gebrauch der Augen- und Gesichtsmuskeln kann es zu Blutstauungen kommen. Durch leichtes Klopfen werden die Mus-

Training für alle Augenmuskeln
Halten Sie den Daumen mit etwa zehn Zentimetern Abstand vor die Augen. Bewegen Sie ihn 15 Zentimeter nach rechts und wieder zur Mitte zurück. Folgen Sie der Bewegung sehr genau mit den Augen. Genauso bewegen Sie den Daumen jetzt nach links und zurück, dann nach oben und unten und schließlich nach oben rechts und unten links, nach oben links und unten rechts.

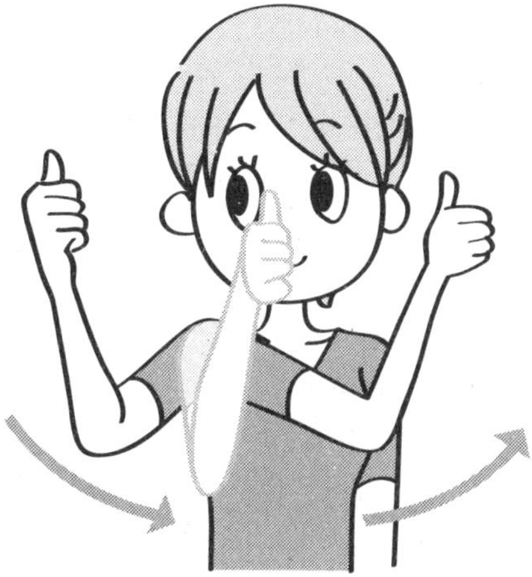

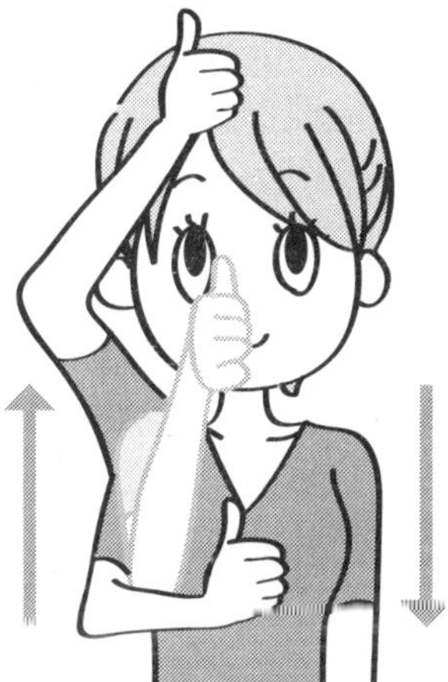

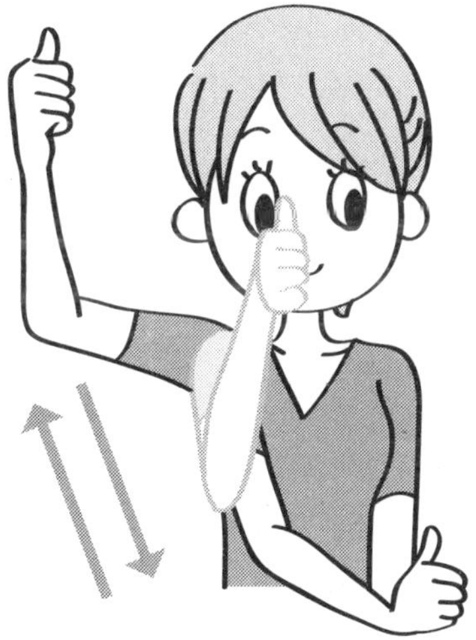

keln angeregt, und der Blutfluss verbessert sich. Sogar Hornhaut und Tränendrüsen werden durch dieses angenehme Klopfen angeregt, und die Augen können sich entspannen.

Augentraining 5: gegen müde Augen

Bei angespannten und müden Augen denken Sie bitte immer an diese drei grundsätzlichen Maßnahmen:

1. Blinzeln Sie.
2. Halten Sie den Atem nicht an.
3. Achten Sie auf gute Körperhaltung.

Wenn Sie im Internet surfen und ganz darin versinken oder sich mit Videospielen beschäftigen, merken Sie gar nicht, dass Sie immer seltener blinzeln. Es gibt dazu eine erstaunliche Untersuchung, die besagt, dass manche Leute dabei volle zwei bis drei Minuten die Augen geöffnet halten, ohne zu blinzeln.

Das Blinzeln ist sehr wichtig für die regelmäßige Befeuchtung der Augen. Beim Kontakt des Ober- und Unterlids wird ein wenig Tränenflüssigkeit zur Erhaltung der Gleitfähigkeit freigesetzt. Bei zu seltenem Blinzeln entsteht ein Zustand, der umgangssprachlich »Trockenes-Auge-Syndrom« genannt wird, hierbei wird die Hornhaut von der Versorgung mit Nährstoffen und Sauerstoff abgeschnitten. Achten Sie also unbedingt darauf, dass Sie immer wieder blinzeln. (Wir werden auf dieses Thema im nächsten Kapitel noch näher eingehen.)

Auch die Atmung ist entscheidend. Gehirn und Augen sind Sauerstoff-Großabnehmer, sie stehen für ein Viertel des gesamten Sauerstoffbedarfs Ihres Körpers. Wenn sie nicht ausreichend versorgt werden, ermüden sie und können nicht mehr richtig arbeiten.

Schließlich die Haltung: Je länger Sie auf den Bildschirm blicken, desto leichter nehmen Sie eine gebeugte Haltung ein, was den Ausdehnungsspielraum Ihrer Lunge einschränkt. Die Atmung wird dann so flach, als nutzten Sie nur die Hälfte oder sogar nur ein Drittel Ihrer Lungenkapazität. Es ergibt sich ein Zustand, der etwas von Schlaf-Apnoe (Atemstillstand im Schlaf) hat: »Computer-Apnoe.« Der Körper ist schlecht mit Sauerstoff versorgt, und man wird schläfrig. Um dem vorzubeugen, müssen Sie sich zwischendurch immer wieder entspannen und tief durchatmen.

Auf die Haltung ist also ganz besonders zu achten, vor allem am Computerarbeitsplatz. Das durchschnittliche Gewicht des menschlichen Kopfs wird in vielen Quellen mit sechs Kilogramm angegeben. Da dieses Gewicht ständig von Hals und Schultern getragen wird, variiert die Kraft, die dafür aufgeboten werden muss, je nach Körperhaltung. Viele Menschen sitzen mit eingezogenem Bauch vornübergebeugt da und strecken den Hals mehr oder weniger stark nach vorn. Wenn Sie diese gebeugte Haltung nicht korrigieren, droht Ihnen der bereits erwähnte steife Nacken, und das ist ein ernsterer Zustand als einfach müde Augen und verspannte Schultern.

Haltungskorrektur

Richten Sie sich vom Bauch her auf, indem Sie das Kreuz durchdrücken und ihn vorwölben. Heben Sie die Schultern, bis der obere Rücken gestreckt ist, und lassen Sie sie wieder fallen. Den vornüber hängenden Kopf richten Sie über die Normalstellung hinaus auf, bis er ein wenig nach hinten fällt, um ihn dann bei gerade aufgerichtetem Hals in seine stabile Mittelstellung zu bringen. Jetzt liegen Kopf, Hals und Rücken auf einer Linie, und wenn Sie diese Haltung bei der Arbeit beibehalten beziehungsweise immer wieder zu ihr zurückkehren, können Sie beschwerdefrei bleiben.

Das wird vermutlich nicht sofort reibungslos gelingen, sondern Sie werden, nachdem Sie die richtige und gesunde Haltung eingenommen haben, wieder in Ihre alte Fehlhaltung zurückrutschen. Gewöhnen Sie sich also an, Ihre Haltung regelmäßig zu überprüfen und gegebenenfalls zu korrigieren. Die Blutversorgung des Gehirns wird sich dadurch immer weiter normalisieren, und irgendwann werden Sie die aufrechte Haltung als angenehm und mühelos empfinden. Dann müssen Sie sich mit der Frage der Haltung nicht länger herumschlagen – steifer Hals, verspannte Schultern und Rückenschmerzen gehören der Vergangenheit an.

Augentraining 6: bei trockenen Augen

Die Tränenflüssigkeit ist von großer Bedeutung für die Augen. Ihre Hauptanteile sind Wasser, Eiweißstoffe und ölartige Substanzen. Beim Blinzeln werden Hornhaut und Bindehaut mit diesen

Substanzen benetzt und ernährt. Tränen sind also eine Art natürlicher »Energy-Drink« für die Augen.

In trockener Heizungsluft oder klimatisierter Luft geht die Produktion der Tränenflüssigkeit zurück, und außerdem blinzelt man seltener, sodass immer mehr Menschen am »Trockenes-Auge-Syndrom« (wissenschaftlich Keratoconjunctivitis sicca) leiden. Die meisten Leute, die uns im Vision Fitness Center aufsuchen, haben trockene Augen oder zeigen Symptome, die an diesen Zustand erinnern. Die Anzahl der davon Betroffenen ist inzwischen so groß, dass man den Zustand als mehr oder weniger normal und nicht mehr als Krankheit betrachtet.

Zu den auffälligen Symptomen des trockenen Auges zählen Rötung, Brennen, Fremdkörpergefühle, Juckreiz und Schmerzen.

Wenn Sie mit solchen Beschwerden zum Augenarzt gehen, wird er Ihnen Tränenersatzmittel in Form von Augentropfen verschreiben oder die Öffnungen der ableitenden Tränenkanäle mit sogenannten Punctum Plugs verschließen, sodass die produzierte Tränenflüssigkeit auf dem Auge verbleibt. Wenn Sie jedoch damit einmal anfangen, werden Sie für den Rest Ihres Lebens bei solchen Ersatzmaßnahmen bleiben müssen, da die Störung auf diese Weise nicht geheilt werden kann.

Hauptursachen für trockene Augen sind mangelnde Produktion von Tränenflüssigkeit, starke Verdunstung oder eine Verlegung der von der Tränendrüse kommenden zuführenden Wege für die Tränenflüssigkeit. Hier kommt es darauf an, die Zusammensetzung und Menge der Tränenflüssigkeit zu normalisieren und eventuelle Blockaden zu beseitigen.

Um die Verdunstung der Tränenflüssigkeit zu vermindern, können Sie einen Luftbefeuchter einsetzen oder gelegentlich ein feuchtwarmes Tuch über die Augen legen. Es gibt inzwischen sogar wärmeisolierende Brillen speziell für Menschen mit trockenen Augen.

Aber noch besser gehen Sie folgendermaßen vor, wenn Sie Ihre Tränenflüssigkeit vermehren und dafür sorgen möchten, dass sie überall frei fließen kann: Regen Sie die Tränendrüsen und die Meibom-Drüsen (die für die ölige Phase der Tränenflüssigkeit sorgen) physisch an. Näheres dazu erfahren Sie in den sieben folgenden Übungen.

1. Anregung der Tränendrüsen

Fixieren Sie irgendeinen Punkt, ohne zu blinzeln. Halten Sie die Augen so lange offen, wie Sie können. Dann blinzeln Sie zehnmal hintereinander. Das Ganze wiederholen Sie fünfmal, das wirkt sehr anregend auf die Tränendrüsen und beseitigt eventuelle Blockaden.

Ein zweites bewährtes Mittel ist das bewusste Gähnen. Sie kennen das sicher, dass manchmal Tränen kommen, wenn Sie richtig müde sind und gähnen. Das herzhafte Gähnen übt einen leichten Druck der Gesichtsmuskulatur auf den Tränenapparat aus, und damit tun Sie eine ganze Menge für die Wiederherstellung der Versorgung Ihrer Augen mit Tränenflüssigkeit.

2. Massage der Meibom-Drüsen

Der Ausgang der Meibom-Drüse ist auf dem unteren Lidrand in der Nähe des inneren Augenwinkels zu erkennen. Die von dieser Drüse abgesonderte ölige Substanz sorgt für langsamere Verdunstung der Tränenflüssigkeit. Man sagt sogar, die Augentrockenheit sei überwiegend durch eine Funktionsschwäche dieser Drüsen bedingt, weniger durch mangelnde Versorgung mit den wässrigen Sekreten der Tränendrüsen. Legen Sie die Daumen an Ihre Schläfen, und drücken Sie mit den Zeigefingern etwa zehnmal leicht massierend auf die Augenlider. Fühlen sich die Augen feucht an, wenn Sie sie danach wieder öffnen? Falls es so ist, haben Sie die Ölsekretion erfolgreich angeregt.

3. Augentrockenheit, Kosmetik und Ernährung

Bei näherer Betrachtung zeigt sich, dass überwiegend Frauen an Augentrockenheit leiden, weil sie regelmäßig Augen-Make-up wie Eyeliner, Lidschatten und Mascara anwenden, wodurch die Ausgänge der Meibom-Drüsen verstopfen können. Wenn Sie also eine Frau sind, sollten Sie besonders auf die Anwendung Ihrer Augenkosmetik achten.

Wichtig ist darüber hinaus die Qualität Ihrer Tränenflüssigkeit, und die hängt auch von der Beschaffenheit Ihres Bluts ab. Ist das Blut zu dickflüssig, kann die Tränenflüssigkeit minderwertig sein. Achten Sie also auf gute Ernährung, die die Fließeigenschaften des Bluts und damit auch die Beschaffenheit der Tränenflüssigkeit verbessert.

Jetzt noch ein paar einfache unterstützende Übungen bei trockenen Augen.

4. Blinzeln mit Kopfrotation

Lassen Sie den Kopf kreisen, und blinzeln Sie dabei stark. Drei Kreisbewegungen in die eine Richtung, dann drei in die andere, dabei ständig blinzeln.

Die Übung wirkt tonisierend auf Ihren Blinzel-Reflex.

5. Feuchtwarme Tücher

Wärmen Sie ein feuchtes Tuch im Backofen oder in der Mikrowelle. Bedecken Sie die geschlossenen Augen für etwa drei Minuten mit dem feuchtwarmen Tuch (dessen Temperatur Sie vorher unbedingt prüfen müssen, damit es nicht zu heiß ist). Anschließend massieren Sie die Lider der geschlossenen Augen ganz sanft. Damit regen Sie die Meibom-Drüsen an und sorgen für ausreichend ölige Substanz in Ihrer Tränenflüssigkeit.

6. Übung für die Lidmuskeln

Neigen Sie den Kopf langsam nach hinten, wobei Sie mit beiden Augen auf Ihre Nase blicken. Anschließend beugen Sie den Kopf langsam nach vorn und blicken dabei nach oben. Wiederholen Sie den ganzen Ablauf zehnmal. Das stärkt die Muskulatur

Ihrer Augenlider, was wiederum das natürliche Blinzeln unterstützt.

7. Rührstücke

Zum Schluss noch ein Tipp, der nicht unbedingt einen Übungsablauf beschreibt: Wenn ein Film, ein Roman oder ein Bühnenstück Sie wirklich rührt, lassen Sie ruhig die Tränen laufen – das tut der Seele gut und den Augen auch. Dieses Weinen macht die Tränendrüsen wieder munter und beugt trockenen Augen vor. So oder so, setzen Sie sich mutig Kunstwerken aus!

Augenöffner
LASIK-Flüchtlinge

In letzter Zeit habe ich immer mehr Klienten, die nach einer Augenoperation zur Korrektur ihrer Kurzsichtigkeit einen Niedergang ihres Sehvermögens erleben. Ich nenne sie »LASIK-Flüchtlinge«.

Ich habe nicht vor, mich hier ablehnend gegenüber chirurgischen oder orthokeratologischen Verfahren zur Korrektur einer Fehlsichtigkeit zu äußern, aber bedenken Sie bitte immer, dass solche Lösungen genauso wie Brillen und Kontaktlinsen nur provisorisch sein können. Sicher, Sie sehen dann wieder klar, aber die Ursachen Ihrer Kurzsichtigkeit sind damit nicht bereinigt. Wenn Sie die Sehkraft des Gehirns nicht wiederherstellen und Ihren Augen weiterhin unnatürliche Belastungen zumuten, wird die verbesserte Sehschärfe nicht lange anhalten.

Da Kurzsichtigkeit nicht ursächlich mit der Hornhaut zu tun hat, ist das Abtragen der Hornhaut mittels Laser im Grunde keine Behandlung der Kurzsichtigkeit. Sie sehen jetzt besser, haben aber keine Garantie dafür, dass der Effekt anhält. Erfahrungsgemäß schreitet die Kurzsichtigkeit fort, auch wenn ihre Auswirkungen einstweilen beseitigt wurden. Außerdem kommen nach solchen Eingriffen immer wieder Hornhautinfektionen und Beschwerden durch Augentrockenheit vor.

Wenn es nach der LASIK-Operation zu einem Rückfall kommt, besteht das Problem häufig in mangelhafter Durchblutung. Die Augen benötigen, wie wir schon mehrfach betont haben, eine besonders gute Blutversorgung, und wenn die nicht ausreichend gegeben ist, stellt sich gern Kurzsichtigkeit ein. Die Operation bringt zwar verbessertes Sehvermögen, aber wenn nicht gleichzeitig für bessere Durchblutung gesorgt wird, verschlimmert sich das Problem eher noch. Im Endeffekt wirkt der Eingriff wie der Versuch, bei Mangelernährung Hochleistungssport zu betreiben. Deshalb halte ich es für weitaus sinnvoller, die Durchblutung durch Training zu intensivieren. Das verbessert nicht nur Ihre Sehkraft, sondern die Verbesserung bleibt Ihnen auch erhalten.

Wiederherstellung des Sehvermögens nach LASIK-Operation: Beispielfälle

Ich möchte Ihnen hier ein paar Fallbeispiele mitsamt den Anmerkungen der Betroffenen vorstellen.

Frau U. K., 40 Jahre alt. Nach einer LASIK-Operation wegen Kurzsichtigkeit wurde die Weitsichtigkeit dieser Frau bei uns behandelt. Sie macht so gute Fortschritte, dass mit der vollen Wiederherstellung ihres Sehvermögens zu rechnen ist.

Sehschärfe
Vorher R 0,5, L 0,4
Nachher R 1,2, L 0,9

Weitsichtigkeit (in Dioptrien)
Vorher R +1,25, L +1,25
Nachher R +0,25, L 0,0

Astigmatismus (in Dioptrien)
Vorher R -2,0, L -1,5
Nachher R -1,25, L -0,75

»Ich bin so froh, dass ich jetzt wieder normal sehen kann. Direkt nach der LASIK-Operation war mein Sehvermögen besser als vorher, aber es ließ dann allmählich wieder nach, weshalb ich mich zum Trainingsprogramm des Vision Fitness Centers anmeldete. Das Training hat mir immer mehr Spaß gemacht, und heute ist es ein fester Bestandteil meines Lebens, der mich immer wieder daran erinnert, wie ich mich verhalten muss.«

Herr A. H., 39 Jahre alt. Das Sehvermögen dieses Mannes begann bald nach der LASIK-Operation wieder nachzulassen. Nach dem Training liegt seine Sehschärfe heute über 1,0.

Sehschärfe
Vorher R 0,6, L 0,4
Nachher R 1,2, L 1,0

Weitsichtigkeit
Vorher R +3,0, L +3,0
Nachher R +2,0, L +1,5

Astigmatismus
Vorher R -1,75, L -1,75
Nachher R -1,5, L -1,25

»Nach der operativen Korrektur meiner Kurzsichtigkeit hatte ich keinerlei Beschwerden. Vor zwei Jahren merkte ich dann, dass mir das Lesen immer schwerer fiel und die Augen leicht ermüdeten. Ich fürchtete schon, dass ich wieder eine Brille würde tragen müssen. Außerdem bin ich stark weitsichtig geworden, und ein zunehmender Astigmatismus machte sich ebenfalls bemerkbar.

Mir war klar, dass ich das nicht einfach auf sich beruhen lassen konnte, und ich nahm das Trainingsprogramm bei Dr. Nakagawa auf. Inzwischen hat sich der Astigmatismus gebessert, und ich sehe wieder klar. Meine Augen ermüden auch nicht mehr.«

Frau T. M., 25 Jahre alt, Behandlungszeitraum 5 Monate.

Sehschärfe
Vorher R 0,8, L 1,0
Nachher R 1,5, L 1,5

»Nach der LASIK-Operation vor fünf Jahren musste ich mir zu meinem Entsetzen von meinem Arzt anhören, dass nicht nur blendende Lichthöfe meine Sehfähigkeit beeinträchtigten, sondern ich außerdem an Grünem Star und einem Einriss der Netzhaut litt.

Als ich Dr. Nakagawa anrief, sagte er: »Sie sind noch so jung, Sie haben noch mindestens 60 Jahre vor sich und wollen doch bestimmt auch heiraten und Kinder bekommen. Da können wir den Zustand nicht einfach so lassen, oder?« Seine Worte waren für mich wie eine Erlösung und machten mir Mut. In der Klinik gab es solche Worte nicht.

Ich meldete mich an in der Hoffnung, dass ich meine Lage vielleicht wenigstens ein bisschen verbessern konnte. Ich machte fleißig meine Augenübungen und achtete darauf, dass meine Augen und der Körper nicht zu sehr abkühlten. Außerdem gewöhnte ich mir an, früh ins Bett zu gehen und früh aufzustehen. Die Resultate machen mich sehr froh.

Ich bin auch sehr dankbar für all den Rückhalt, den ich im Vision Fitness Center bekommen habe. Ich werde von jetzt an ganz bestimmt immer gut für meine Augen sorgen.«

5

Weitsichtigkeit und andere Alterserscheinungen erst gar nicht aufkommen lassen

Wenn mit der einsetzenden Altersweitsichtigkeit (Presbyopie) das Sehvermögen nachlässt und die visuellen Eindrücke und Signale unscharf werden, kann darunter auch die Gehirnfunktion leiden. Wer jenseits der 40 die Jugendlichkeit und Vitalität seines Gehirns bewahren möchte, muss in diesem Alter mit Anti-Aging-Maßnahmen für das Gehirn beginnen. Wenn Sie rechtzeitig etwas gegen Weitsichtigkeit unternehmen, wirkt das auch vorbeugend gegen Augenerkrankungen.

Anti-Aging für die Augen

Ich fühle mich als einsamer Rufer in der Wüste, wenn ich sage, Altersweitsichtigkeit lasse sich aufhalten und bessern. Ich stehe aber völlig überzeugt zu dieser Aussage. Wir alle kommen in das Alter, in dem die Augen weitsichtig werden, wenn wir nichts unternehmen. Also unternehmen wir doch etwas, schließlich wirkt sich die Altersweitsichtigkeit ganz direkt auf unsere Vitalität und Lebenslust aus.

Mit der Weitsichtigkeit beginnt die Altersschwäche. Sie mögen denken, ich übertreibe, doch das trifft nicht zu. Von den mittleren Jahren an schleicht sich die Altersweitsichtigkeit ganz allmählich ein, nahe Dinge verschwimmen immer mehr, und irgendwann »sind die Arme zu kurz«.

Man hört immer wieder, bei kurzsichtigen Leuten sei die Gefahr der Altersweitsichtigkeit nicht gegeben oder die Symptome träten viel später ein, aber ich muss Ihnen sagen, dass es sich hierbei um Märchen handelt. Es ist einfach so, dass Kurzsichtige die Symptome der Weitsichtigkeit lediglich später bemerken.

Weshalb beginnt mit der Weitsichtigkeit die Altersschwäche, ja, die Senilität, die Alterung des Gehirns? Nun, wie ich in diesem Buch bereits dargestellt habe, machen visuelle Eindrücke an die 80 Prozent unserer gesamten Sinneserfahrung aus. Lässt nun das Sehvermögen aufgrund von Altersweitsichtigkeit nach, werden auch die Impulse, die das Gehirn empfängt, verwaschen. Und wenn die visuelle Information, die das Gehirn erreicht, unscharf ist, kann das Gehirn daraus nicht nur kein klares Bild machen, sondern es kann diese unscharfen Eindrücke auch nicht mehr gut speichern.

Wenn sich ältere Menschen an weit zurückliegende Ereignisse gut erinnern, dann deshalb, weil sie damals klar sehen konnten. Eindrücke aus der jüngeren Vergangenheit bleiben dagegen weit weniger gut haften, und das liegt nicht nur an der Alterung des Gehirns, sondern weitgehend an der Altersweitsichtigkeit.

Weitsichtigkeit bedeutet ja, dass man nahe Objekte nicht mehr klar fokussieren kann, und dazu kommt es, wenn mit zunehmendem Alter die Elastizität der Augenlinsen oder der Ziliarmuskeln (die für die Fokussierung der Linsen sorgen) nachlässt. Allgemein geht man davon aus, dass die Altersweitsichtigkeit mit etwa 40 Jahren allmählich einsetzt, aber heute erkennen wir das Einsetzen der Altersweitsichtigkeit bei immer mehr Menschen, die noch keine 40 Jahre alt sind.

Die meisten davon Betroffenen nehmen das einfach hin und sagen, so sei es nun mal, wenn man älter wird. Dann kaufen sie sich eine Lesebrille. Natürlich kann man sich auch spezielle Kontaktlinsen zulegen oder operative Lösungen anstreben, aber solche Maßnahmen sind nur von vorübergehendem Nutzen. Man braucht immer wieder neue Gläser, und der Nutzen einer Operation verliert sich ebenfalls mit der Zeit.

Mit der einsetzenden Weitsichtigkeit, sagte ich weiter vorn, beschleunigt sich auch die Alterung des Gehirns. Es bekommt keine klaren und einprägsamen Eindrücke mehr, und es fällt ihm zunehmend schwer, dem Körper Signale zu senden, die ihn beauftragen, aktiv zu werden. Ihre Ausdauer lässt nach, Sie fühlen sich zunehmend alt und schwach. Weitsichtigkeit setzt eine Abwärtsspirale in Gang.

In Japan sagt man, älter werdende Männer hätten zuerst Probleme mit den Zähnen, dann mit den Augen und schließlich mit den Zeugungsorganen. Denken Sie also immer daran, dass außer dem Verlust der Zähne auch der Verlust des Augenlichts drohen könnte.

Für mich selbst kann ich glücklicherweise sagen, dass es mir gelungen ist, die Weitsichtigkeit schlichtweg anzuhalten. Ich erinnere mich noch gut an meinen 40. Geburtstag. Damals wurde mir auf einmal bewusst: Wahrhaftig, ich habe es geschafft! Ich hatte ja auch schon viele Jahre die Erfolge der von mir entwickelten Methode beobachten können und wusste, dass man der Weitsichtigkeit vorbeugen konnte. Inzwischen habe ich mir die Sehkraft weitere 20 Jahre erhalten können und brauche bis heute keine Brille.

In der Welt der Kosmetik ist die Zusatzbezeichnung Anti-Aging schon lange in Gebrauch. Gemeint ist, dass man die Alterung des Gewebes verlangsamen und so länger ein jugendfrisches Aussehen bewahren kann. Es geht hier jedoch ganz überwiegend einfach um die äußere Erscheinung.

Wenn Sie einmal über 40 sind und Ihrem Körper, insbesondere Ihrem Gehirn, die innere Jugendlichkeit bewahren möchten, sollten Sie unbedingt mit Anti-Aging-Maßnahmen für die Augen anfangen.

Altersweitsichtigkeit – einige Beispielfälle

Bei den folgenden Beispielfällen mitsamt den Kommentaren der Betroffenen handelt es sich um recht komplexe Sehprobleme, aber mit den angegebenen Werten erfassen wir ausschließlich die Entwicklung auf dem Gebiet der Weitsichtigkeit.

Frau M. S., 47 Jahre alt (hochgradige Kurzsichtigkeit, starker Astigmatismus, stark unterschiedliche Fehlsichtigkeit der beiden Augen, dazu Weitsichtigkeit und Verdacht auf Grünen Star)

»Mit meinen Kontaktlinsen konnte ich entfernte Dinge gut erkennen, aber in der Nähe war alles so verschwommen, dass ich beim Essen große Mühe hatte. Heute habe ich an meiner ersten Veranstaltung zur Reduzierung der Weitsichtigkeit teilgenommen, und nachdem ich einige der dort vorgeschlagenen Maßnahmen ausprobiert hatte, stellte ich erstaunt fest, dass ich nahe Dinge wieder klar erkennen konnte.

In den letzten Jahren ist mir aufgefallen, dass meine gleichaltrigen Bekannten sich Lesebrillen zulegten, und es war unausgesprochen klar, dass es sich um Alterserscheinungen handelt. Aber bei der nächsten Zusammenkunft werde ich sagen: ›Seht her, ich bin nicht mehr weitsichtig, ich bin geheilt!‹«

Sehschärfe mit bloßem Auge
Vorher R unter 0,1, L 0,4
Nachher R 0,1, L 0,9

Sehschärfe mit Sehhilfe
Vorher R 0,2, L 0,2
Nachher R 0,4, L 0,6

Herr K. T., 53 Jahre alt (hochgradige Kurzsichtigkeit, extremer Astigmatismus, Grüner Star, Weitsichtigkeit [mit Skotom, das heißt partiellem Gesichtsfeldausfall]

»Ich war voller Zweifel, als ich mich zu diesem Kurs über Maßnahmen gegen Altersweitsichtigkeit anmeldete, aber die Ergebnisse sind erstaunlich: Meine Brillenstärke ist um zwei Einheiten zurückgegangen. Immer wenn ich vom Training nach Hause komme, habe ich den Eindruck, dass ich noch besser sehe. Deshalb nehme ich mir jetzt so viel Zeit für das Training, wie ich nur kann.«

Sehschärfe mit bloßem Auge
Vorher R 0,1, L unter 0,1
Nachher R 0,4, L 0,1

Sehschärfe mit Sehhilfe
Vorher R 0,3, L 0,7
Nachher R 0,6, L 0,9

Herr E. M., 51 Jahre alt (hochgradige Kurzsichtigkeit, Grüner Star [mit Skotom], Weitsichtigkeit)

»Beim Kurs über Maßnahmen gegen Altersweitsichtigkeit war ich ein wenig neidisch auf die anderen Teilnehmer, die bessere Fortschritte erzielten. Bei mir trat nur eine geringfügige Besserung ein, aber ich werde alles daransetzen, mein Sehvermögen schnell wiederherzustellen.«

Sehstärke mit bloßem Auge
Vorher R unter 0,1, L unter 0,1
Nachher R 0,1, L 0,1

Sehschärfe mit Sehhilfe
Vorher R 0,4, L unter 0,5
Nachher R 0,3, L 0,5

Herr Y. U., 49 Jahre alt (mittelgradige Kurzsichtigkeit, extremer Astigmatismus, ungleiche Fehlsichtigkeit beider Augen, Kurzsichtigkeit)

»Die Behinderungen des Sehvermögens sind bei mir so stark, dass ich meine Augen nicht einmal mehr gut bewegen kann. Ich kann auch nicht willentlich schielen. Darüber hinaus habe ich nahe Dinge immer mit dem rechten Auge gesehen und entfernte mit dem linken. Da ich Entfernungen nicht gut einschätzen kann, fahre ich nicht Auto. Mir scheint auch, dass nur die Hälfte von dem, was meine Augen aufnehmen, im Gehirn ankommt.

Aber ich bleibe auf jeden Fall dran!«

Sehschärfe mit bloßem Auge
Vorher R 0,2, L 0,3
Nachher R 0,4 bis 0,6, L 0,5 bis 0,8

Wie alt sind Ihre Augen und Ihr Gehirn wirklich?

Überprüfen wir kurz, wie weit die Augen und das Gehirn bei Ihnen schon gealtert sind. Sehen Sie sich bitte die folgenden zehn Alterungssymptome an. Welche treffen bei Ihnen zu?

- Wenn Sie sich etwas aus der Nähe ansehen, bekommen Sie es nicht mehr so leicht scharf wie früher einmal.
- Da Ihre Augen schnell ermüden, wird das Lesen von Zeitungen oder Büchern etwas anstrengend für Sie.

- Sie werden vergesslich.
- Oft können Sie sich nicht erinnern, wie jemand oder etwas heißt.
- Wenn Sie einen Spaziergang machen, passiert es heute eher, dass Sie stolpern oder versehentlich jemanden anrempeln.
- Sie können vom vorbeifahrenden Zug aus nicht mehr die Haltestellenschilder lesen.
- Sie können sich nicht mehr dazu überwinden, etwas Neues anzufangen.
- Beim Autofahren wird Ihnen manchmal angst und bange.
- Bei der Arbeit unterlaufen Ihnen mehr Flüchtigkeitsfehler.
- Sie sehen sich gar nicht mehr gern im Spiegel.

Wenn bis zu zwei dieser Symptome bei Ihnen gegeben sind, haben Ihre Augen und Ihr Gehirn ein Alter von 40 oder weniger Jahren. Bei drei bis fünf Treffern sind sie über 50, bei sechs bis neun über 60, und wenn alle zehn Symptome gegeben sind, haben Augen und Gehirn ein Alter, das mehr oder weniger weit über 70 liegt. Sollte Ihr tatsächliches Lebensalter unter dem liegen, was Sie jetzt für Ihre Augen und das Gehirn ermittelt haben, wird es höchste Zeit, dass Sie mit Anti-Aging-Maßnahmen für Ihre Augen anfangen. Falls sich herausstellt, dass Augen und Gehirn jünger sind als Sie selbst, müssen Sie sich zwar keine Sorgen machen, aber tun Sie trotzdem etwas für Ihr Sehvermögen, denn das Altern wird sich natürlich irgendwann doch bemerkbar machen.

Weitsichtigkeit mithilfe dreier Prinzipien abwehren

Ich halte häufig öffentliche Vorträge über »Anti-Aging für Augen und Gehirn« und kann jedes Mal nur über die Begeisterungsfähigkeit meiner Zuhörer staunen. Es geht unter diesen mittelalten bis älteren Herrschaften so lebhaft zu, dass es für mich, den Vortragenden, immer wieder ein erhebendes und aufbauendes Erlebnis wird. Diese Menschen ergeben sich nicht ihrer Weitsichtigkeit, sie arbeiten entschlossen an der Erhaltung ihres Sehvermögens, und sie sind – wie es bei gesundheitsbewussten Menschen überhaupt der Fall ist – wissbegierig und voller Lebenslust.

Ohne solche Anstöße nehmen viele Menschen mittleren und höheren Alters einfach eine pessimistische Haltung ein und nehmen schlichtweg hin, dass sie älter werden und die Weitsichtigkeit fortschreitet. Das jedoch belastet das System der Gesundheitsversorgung mit immer höheren Kosten. Auch Ihnen möchte ich deshalb etwas sagen, was ich bei meinen Vorträgen nie auslasse: Wenn viele von uns anfangen, sich selbst um ihre Weitsichtigkeit zu kümmern und ihr Sehvermögen wiederherzustellen, wirkt sich das segensreich auf die Gesellschaft insgesamt aus. Wirklich, diese Sache ist von größter Tragweite.

Aber wie können wir nun die Weitsichtigkeit anhalten und zu unserer alten Sehschärfe zurückfinden? Wie können wir dieses Gefühl der Hilflosigkeit abschütteln, das uns einredet, Alter sei nun mal mit Verfall verbunden, da könne man nichts machen?

Bevor ich zu den eigentlichen Übungen komme, möchte ich auf drei Prinzipien eingehen, denen wir zu verdanken haben, dass eine Verbesserung des Sehvermögens durch Übungen überhaupt möglich ist.

1. Das Roux-Prinzip

Dieses Prinzip, technisch als »Reizstufenregel« bezeichnet, besagt vereinfachend, dass der Muskelaufbau durch mäßige Betätigung beschleunigt wird, während die Muskeln sich zurückbilden, wenn wir sie nicht benutzen. Wenn Sie Ihre Augenmuskeln also maßvoll anstrengen, nehmen sie zu und werden stärker, während sie bei Nichtgebrauch atrophieren und kraftlos werden. Deshalb können wir mit dem Training der Augenmuskeln sowohl Kurzsichtigkeit als auch Weitsichtigkeit bessern.

2. Neuroplastizität

Früher ging man davon aus, dass die Vernetzungsstrukturen der Gehirnzellen sich nicht mehr ändern, wenn die Zellen einmal ausgereift sind. Heute zeichnet sich in der Neurowissenschaft jedoch immer klarer ab, dass sich diese Vernetzungsstrukturen ändern können und diese Änderungen davon abhängen, wie wir unser Gehirn *benutzen*. Bekommt das Gehirn neue Reize, etwa durch veränderte Sehgewohnheiten, legt es mit der Zeit neue Nervenschaltkreise an, die der veränderten Verarbeitung dieser neuen Reize entsprechen. Wenn auch nur eine teilweise Besserung der Weitsichtigkeit gelingt, wird sich das Gehirn mit neuen Nervenverschaltungen darauf einstellen, sodass letzten Endes wieder schärfere Abbildungen naher Gegenstände gelingen.

3. Die latente Sehfähigkeit des Gehirns

Wie Sie sich wahrscheinlich erinnern, habe ich angesprochen, dass Sie sehen können, wenn Sie glauben, dass Sie es können. Es kommt immer darauf an, welche Signale das Gehirn bekommt.

Wenn wir die Augenmuskeln trainieren, empfängt das Gehirn entsprechende Reizsignale und erinnert sich an das klare Sehen, das früher einmal gegeben war. Das bringt seine Neuroplastizität ins Spiel, mit der es jetzt neue Nervenschaltkreise für das Nahsehen anlegen kann. Stetige Wiederholung verstärkt und stabilisiert dieses Geschehen, und wenn Sie sich auch geistig darauf einstellen, werden Sie Ihr Sehvermögen wiederherstellen können.

Diese drei Prinzipien sollten uns Hoffnung machen, dass wir das Fortschreiten der Weitsichtigkeit in jedem Alter anhalten und sogar wieder umkehren können. Ich selbst bin der lebendige Beweis für diese Kraft, schließlich kann ich auch jenseits der 60 noch ohne Brille klar sehen.

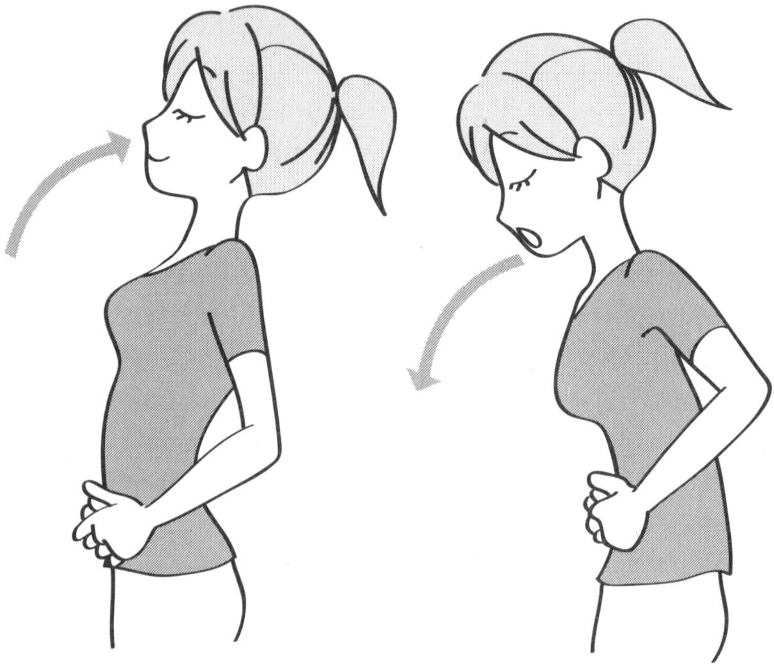

Beim Einatmen durch die Nase wölbt sich der Bauch vor, und Sie neigen sich ein wenig nach hinten. Wenn Sie anschließend durch den Mund ausatmen, beugt sich der Körper etwas nach vorn. Wichtig ist dabei zu visualisieren, wie Sie mit jedem Atemzug für eine bessere Durchblutung Ihres Körpers sorgen.

Stressabbau für Augen und Gehirn

Wussten Sie, dass Stress die Weitsichtigkeit noch verschlimmern kann?

In Zusammenarbeit mit den Augenlinsen bewirken die vom vegetativen Nervensystem gesteuerten Ziliarmuskeln die Scharfstellung der Augen. Unter extremem Stress kommt nun das vegetative Nervensystem aus dem Gleichgewicht und kann die Funktion der Ziliarmuskeln nicht mehr richtig steuern, und in der Folge erscheinen uns die Dinge unscharf.

Allein mit der Informationsüberflutung durch Computer, Spielkonsolen, Smartphones und andere digitale Gerätschaften sind die Augen heutiger Menschen bereits einem enormen Stress ausgesetzt. Sehen wir also zu, dass wir die Stressbelastung unserer Augen und des Gehirns verringern. Der erste Schritt zur Linderung der Weitsichtigkeit heißt Entspannung.

Atemübung zur Entspannung

Atmen Sie langsam durch die Nase ein, sodass sich der Bauch vorwölbt, und neigen Sie sich dabei ein wenig zurück. Wenn Sie ganz eingeatmet haben, atmen Sie ebenso langsam durch den Mund wieder aus und beugen sich dabei ein wenig vor. Wiederholen Sie das zehnmal.

Visualisieren Sie bei jedem Atemzug, wie Sie der Durchblutung Ihres Körpers, insbesondere der Augen und des Gehirns, frischen Anschub geben.

Schwache Augenmuskeln trainieren

Wenn Sie sich der Altersweitsichtigkeit ergeben und nichts mehr unternehmen, werden Ihre Augenmuskeln gemäß dem Roux-Prinzip verkümmern – und das rundet den Ausdruck eines alternden Gesichts erst richtig ab. In jüngeren Jahren konnten Sie ruhig faul herumhängen, und Ihre Muskeln waren trotzdem fit, aber wenn die Muskeln im Alter zu atrophieren beginnen, müssen sie gezielt trainiert werden.

Aber keine Sorge, die Übungen, die ich Ihnen vorstellen werde, überlasten Ihre Augenmuskel nicht. Sie sind eher dazu geeignet, Ihre eingerosteten Augenmuskeln zu entspannen, damit sie wieder geschmeidig werden und Ihre Augen besser scharfstellen können.

Darüber hinaus verbessern diese Übungen die Durchblutung und damit die Kräftigung des Augenhintergrunds, sodass es weniger leicht zu einer Netzhautablösung kommt.

Bleiben Sie also unbedingt bei diesen Übungen, und vergessen Sie die Entspannung nicht. Machen Sie zwischen den Muskelübungen am besten ab und zu die oben beschriebene Übung mit tiefen Atemzügen.

1. Augen zu, Augen auf

Diese Übung habe ich Ihnen bereits beschrieben (S. 144). Gehen Sie sie zweimal durch, und sehen Sie sich auch die Illustration an.

Diese Übung aktiviert die Muskulatur sowie die Blutgefäße und Nerven rings um die Augen und kurbelt dadurch den schwachen Stoffwechsel an.

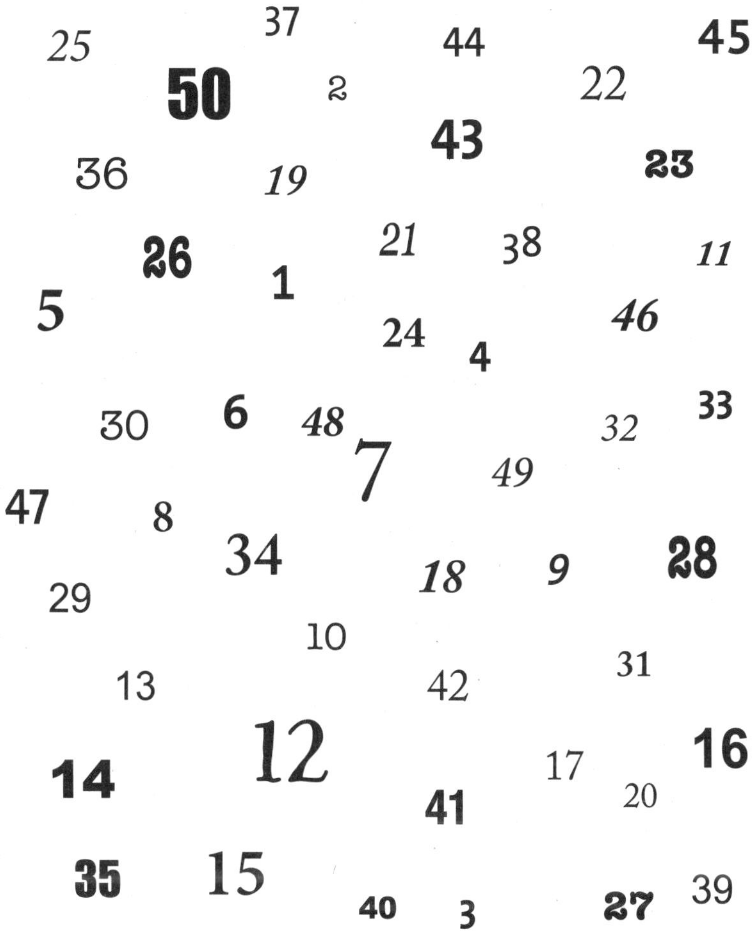

Zählen mit Hindernissen

Folgen Sie den Zahlen von 1 bis 50 allein mit den Augen, danach ebenso rückwärts von 50 bis 1. Erhöhen Sie dann die Schwierigkeit, indem Sie nur die geraden oder ungeraden Zahlen auswählen oder die Kopfhaltung und damit den Blickwinkel ändern.

2. Zickzack-Übung

Auch mit dieser Übung haben wir uns bereits befasst. Halten Sie das Buch gerade oder um 90 Grad gedreht und folgen Sie der Linie (S. 149) hin und her oder auf und ab. Wiederholen Sie das mehrmals, ungefähr zwei Minuten lang.

Versuchen Sie einmal, die Geschwindigkeit zu erhöhen, mit der Ihre Augen die Linie abtasten, das verbessert die Kommunikation zwischen Augen und Gehirn.

3. Zählen mit Hindernissen

In der Abbildung auf S. 179 sehen Sie die Zahlen von 1 bis 50 in willkürlicher Anordnung. Folgen Sie den Zahlen in ihrer natürlichen Reihenfolge, bei 1 beginnend, nur mit den Augen, also ohne den Kopf zu bewegen. Danach das Ganze rückwärts von 50 bis 1. Beim nächsten Durchgang wandeln Sie den Ablauf ab, etwa indem Sie nur gerade Zahlen ansteuern oder den Betrachtungswinkel anders wählen, indem Sie den Kopf etwas drehen oder neigen beziehungsweise anheben. Behalten Sie die gewählte Haltung während des ganzen Durchlaufs bei. Sie können auch die Entfernung verkleinern oder vergrößern. Sie verbessern damit Ihre Fähigkeit, die Dinge aus verschiedenen Blickwinkeln klar zu erkennen und genauer zu fokussieren.

4. Fokus-Übung

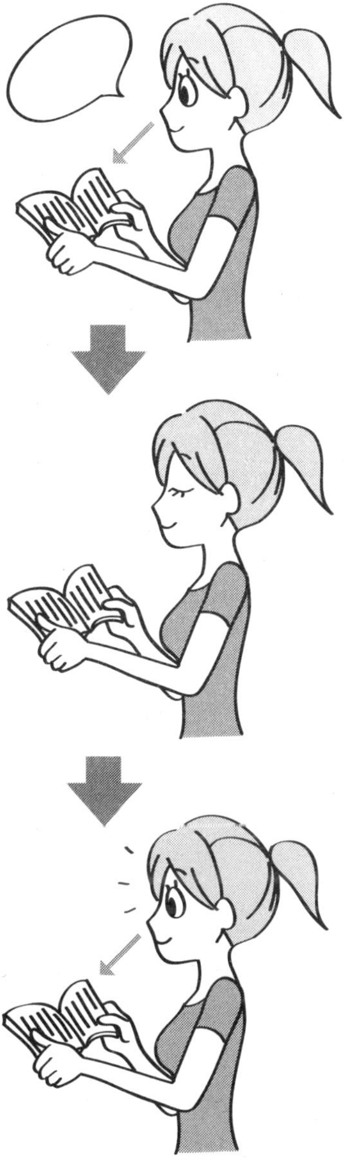

Hier trainieren Sie, eine bestimmte Scharfstellung auch mit geschlossenen Augen zu halten. Wählen Sie in einem Buch oder in der Zeitung ein Wort aus, um den Blick darauf scharf zu stellen und für drei Sekunden so zu fixieren. Jetzt schließen Sie die Augen für drei Sekunden. In dieser Zeit sehen Sie das Wort nicht, sagen sich aber, dass Ihre Augen weiterhin darauf fokussiert sind. Wenn Sie die Augen nach drei Sekunden wieder öffnen, prüfen Sie, ob das Wort noch scharf und klar zu erkennen ist. Wenn es so ist, können Sie die Zahl der Sekunden, für die Sie die Augen geschlossen halten, langsam erhöhen – fünf, sieben, vielleicht zehn.

Das wirkt geradezu verjüngend auf Ihre Fähigkeit, den Blick zu fokussieren und fokussiert zu halten.

Die Netzhaut mit der Augen-Balance-Maske anregen

Zur Reduzierung der Weitsichtigkeit muss Ihr Gehirn sich vorstellen und sagen können, dass es in der Lage ist, nahe Dinge klar zu erkennen. Wie ich in diesem Buch schon mehrfach betont habe: Wenn Sie sich sagen, dass Sie sehen können, dann können Sie es auch. Bleiben Sie dabei, und Ihr Gehirn wird nach und nach entsprechende neuronale Verknüpfungen, das heißt neue Nervenschaltkreise, anlegen, in diesem Fall für die Fähigkeit, nahe Dinge klar zu erkennen.

Sie müssen also fest daran glauben, dass Sie die Dinge auch aus kurzer Distanz klar erkennen können. Sagen Sie sich das immer wieder, auch wenn Sie ein nah am Gesicht gehaltenes Buch lesen. Glauben Sie ganz einfach und ganz fest daran, dass Sie so lesen können, lassen Sie negative Gedanken gar nicht erst aufkommen. Machen Sie das jeden Morgen und Abend eine Minute lang, aber rechnen Sie bitte frühestens nach zehn Tagen mit ersten Erfolgen.

Ich will Ihnen jetzt von einem Hilfsmittel erzählen, das ich selbst entwickelt habe. Sie stärken damit die Überzeugung Ihres Gehirns, dass es die Dinge klar sehen kann. Ich nenne dieses Hilfsmittel »Augen-Balance-Maske«, eine Maske mit mehreren kleinen Löchern für den Durchblick (Anmerkung der Redaktion: Eine Bezugsadresse für diese Maske sowie weitere Hilfsmittel finden Sie im Anhang, S. 233. Eine genaue Ansicht zum selbst gestalten, unter folgendem Link: http://www.blue-berry.co.jp/SHOP/NIB002.html).

Zum Gebrauch der Maske

Anfangs werden Sie es hinter der Maske auch in einem gut beleuchteten Raum etwas dunkel finden, weil die kleinen Löcher nicht viel Licht durchlassen. Aber wenn Sie sich ein wenig daran gewöhnt haben, werden Sie die Dinge in Ihrer Umgebung erfreulich klar erkennen.

Es ist nämlich so, dass sowohl Kurzsichtige als auch Weitsichtige durch die Maske ohne optische Hilfsmittel klar sehen können. Beim normalen Sehen verformen die Ziliarmuskeln die Augenlinsen so, dass deren Lichtbrechung ein Abbild des betrachteten Gegenstands auf der Netzhaut entstehen lässt. Bei Kurz- oder Weitsichtigkeit entsteht das Bild jedoch nicht exakt auf der Ebene der Netzhaut, sondern etwas davor oder dahinter, sodass es unscharf wird. Das durch die Löcher der Maske einfallende Licht jedoch verhält sich anders, es muss nicht erst noch durch die Augenlinse gebrochen werden, sondern erreicht die Netzhaut auf direktem Wege (entlang der sogenannten Sehachse) und kann dort eine scharfe Abbildung erzeugen. Sie sehen dann nicht nur klarer, sondern außerdem müssen sich die Ziliarmuskeln nur noch minimal anstrengen, sodass sich Ihre Augen erholen können. Das hat zur Folge, dass Ihre Augen kaum noch ermüden, wenn Sie ein Buch lesen, während Sie die Maske tragen.

Sie sehen jetzt also ohne Brille erstaunlich klar, und das verhilft Ihrem Gehirn zu der Erfahrung, die von Ihren Augen vermittelten Eindrücke ohne Anstrengung in klare Bilder übersetzen zu können. Es lernt sozusagen erneut, wie es sich anfühlt, klar und scharf zu sehen, und das gibt ihm Anstöße, neue Nervenschaltkreise für besseres Nahsehen anzulegen. Das macht die Augen-Balance-

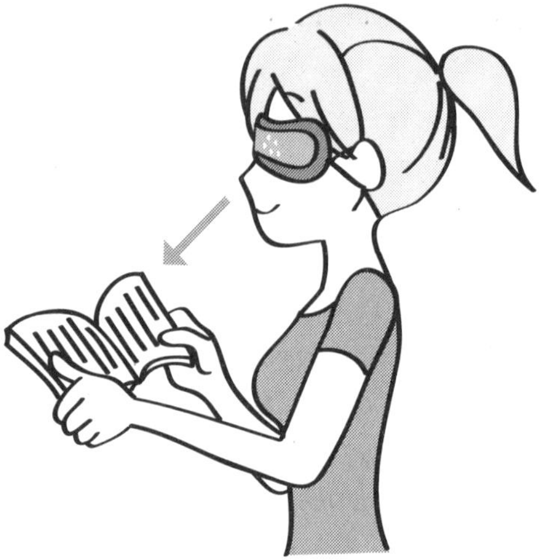

Nachdem Sie die Entfernung ermittelt haben, aus der Sie den Text mit bloßem Auge kaum noch lesen können, setzen Sie die Maske auf und betrachten den Text 30 Sekunden lang aus der gleichen Entfernung.

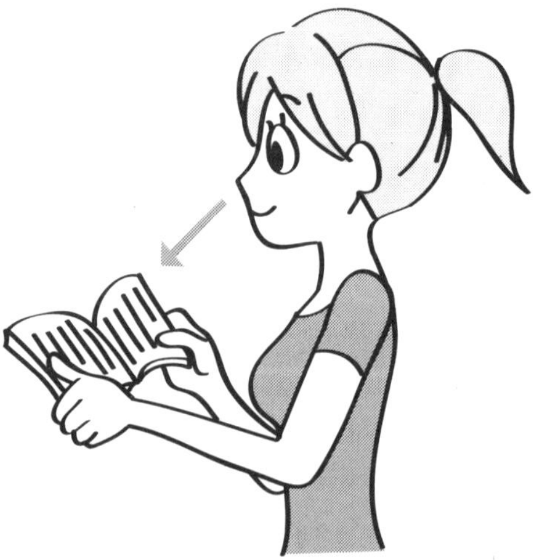

Setzen Sie die Maske ab, und blicken Sie wieder aus der gleichen Entfernung auf den Text. Wiederholen Sie den ganzen Ablauf zehnmal.

Maske zu einem unverzichtbaren Hilfsmittel im Kampf gegen die Weitsichtigkeit.

Training mit der Augenmaske

Schlagen Sie ohne die Maske ein Buch oder eine Zeitung auf, und führen Sie den Text so nah an Ihr Gesicht heran, dass Sie ihn nur noch mit Mühe lesen können. Merken Sie sich bitte genau, wie Sie das Buch zu diesem Zweck halten müssen, und jetzt setzen Sie die Augenmaske auf. Halten Sie Ihren Lesetext jetzt wieder möglichst genau in der Entfernung wie zuvor, und betrachten Sie ihn eine halbe Minute lang. Sie werden feststellen, dass Sie ihn jetzt lesen können. Setzen Sie die Maske ab, und blicken Sie wieder auf den Text. Wiederholen Sie die ganze Sequenz zehnmal.

Ihr Gehirn registriert jetzt, dass es in der Lage ist, auf kurze Entfernung klar zu sehen, und das hilft ihm, die Dinge zunehmend klar abzubilden.

Ich will Ihnen noch drei weitere Vorteile der Augenmaske nennen:

- Der Lichteinfall durch gleich große Löcher für beide Augen ist besonders günstig, wenn Ihre Augen unterschiedlich fehlsichtig sind oder wenn Sie sich angewöhnt haben, nur noch mit einem Auge zu schauen. Die Ungleichheit wird sich in Richtung ausgewogener Verhältnisse verschieben.
- Da das Licht die Netzhaut auf direktem Wege trifft und dort scharfe Abbilder erzeugt, erhöht sich das Auflösungsvermögen

der Netzhaut, und das Gehirn bekommt ganz klare Signale, wodurch sich seine Sehkraft, aber auch das Gedächtnis verbessert.
- Da Ihr Gesichtsfeld durch die Maske stark verengt ist, werden Sie sich angewöhnen, die Dinge direkt anzuschauen, und das verbessert mit der Zeit Ihre Haltung. Diese Haltungsverbesserung wiederum bewirkt, dass das Licht direkt die Mitte Ihrer Netzhaut trifft und dort schärfere Bilder erzeugt.

Die Augenmaske unterstützt Sie zwar bei der Verbesserung Ihres Sehvermögens, aber die Verengung Ihres Gesichtsfelds hat natürlich auch Nachteile. Verwenden Sie die Maske also nicht außerhalb des Hauses und schon gar nicht beim Autofahren.

Der Segen der Wärme

Unsere Augen altern auch deshalb, weil die Durchblutung mit den Jahren schwächer wird. Eine gute Durchblutung versorgt Augen und Gehirn mit Sauerstoff und Nährstoffen, was wiederum örtlich den Zellstoffwechsel anregt und dadurch Erkrankungen der Augen vorbeugt.

Auch körperliche Betätigung wie Gymnastik und Dehnübungen verbessert die Durchblutung, aber ich möchte Ihnen hier etwas anderes vorschlagen, nämlich Maßnahmen zur Erwärmung des Körpers, die Sie leicht jeden Tag selbst anwenden können.

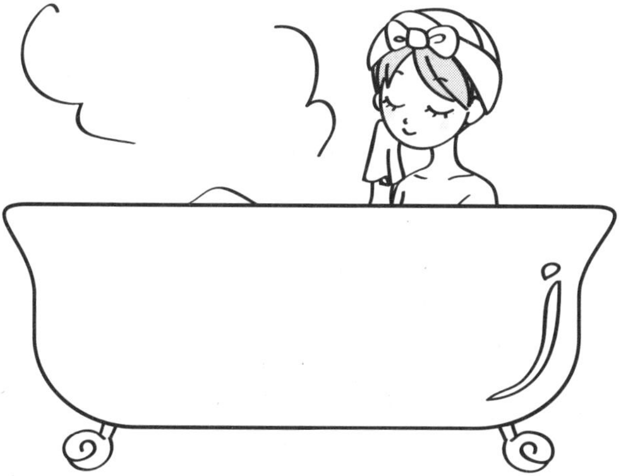

Gönnen Sie sich statt der Dusche ein Vollbad in bis zu 40 Grad heißem Wasser. Bleiben Sie nicht so lange im Wasser, dass Sie sich überhitzt fühlen oder Ihnen schwindlig wird. Trinken Sie ausreichend.

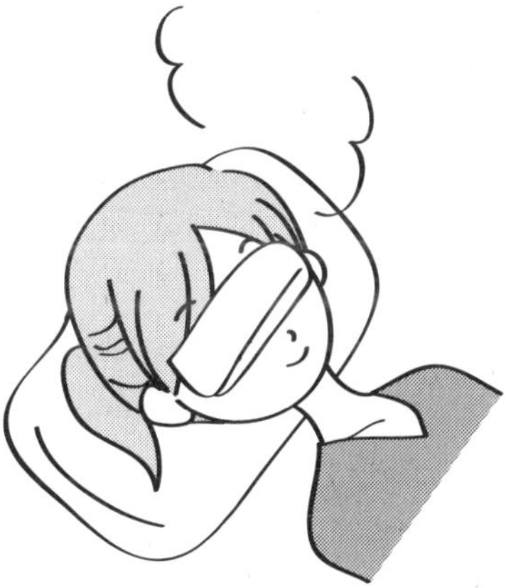

Ein im Backofen oder der Mikrowelle erhitztes feuchtwarmes Tuch, auf die Augen gelegt, verbessert nicht nur die Durchblutung, sondern hilft auch bei trockenen Augen. Prüfen Sie bitte vor dem Auflegen des Tuchs unbedingt, ob es nicht zu heiß ist. Lassen Sie es gegebenenfalls ein wenig abkühlen.

Das heiße Bad

Ein heißes Bad regt die Durchblutung bis hinauf in den Kopf an. Füllen Sie die Wanne mit bis zu 40 Grad heißem Wasser, und gönnen Sie sich ein wohliges Vollbad. Die Dusche genügt hier nicht. Das Vollbad erwärmt nicht nur das Blut, sondern der Wasserdruck verstärkt auch den Blutstrom in den Kopf und zu den Augen. Baden Sie nicht so lange, dass sich der Puls zu stark erhöht, und sorgen Sie für reichlich Flüssigkeitszufuhr. Beenden Sie das Bad, bevor Sie einen Hitzestau bekommen und bevor Ihnen schwindlig wird.

Feuchtwarme Tücher

Wärmen Sie ein feuchtes Tuch im Backofen oder in der Mikrowelle, und legen Sie es sich auf die Augen. Vergewissern Sie sich aber vorher, dass es nicht zu heiß ist. Lassen Sie das Tuch etwa fünf Minuten liegen. Anschließend werden Sie die bessere Durchblutung der Augenpartie direkt sehen können, und darüber hinaus arbeiten die Ziliarmuskeln kräftiger, weil die Wärme die Nerven anregt. Das feuchtwarme Klima unter dem Tuch wirkt auch günstig bei trockenen Augen.

Mit der Kraft der Heidelbeeren gegen das Altern der Augen

1996 habe ich ein Buch darüber veröffentlicht, wie Heidelbeeren zur Verjüngung der Augen beitragen können. Mit diesem Buch war ich der Erste, der in Japan auf die wunderbare Heilkraft der Anthocyane – des blauen Farbstoffs der wilden eurasischen Heidelbeere – für die Augen aufmerksam machte. Seitdem erfreuen sich Heidelbeeren wachsender Beliebtheit als gesundheitsförderndes Nahrungsmittel.

Es war die Zeit, in der erste Fälle von computerbedingter Kurzsichtigkeit auftraten und die Zahl der altersbedingten Augenerkrankungen besorgniserregend zunahm. Ich überlegte damals, was ich für meine Landsleute tun konnte, und erfuhr zufällig von einem in der Pharmaindustrie tätigen Bekannten, dass das Anthocyan der Heidelbeeren in Europa bereits als Heilmittel anerkannt war.

Ich flog sofort nach Europa und machte mich dort kundig. Das Ergebnis war das oben erwähnte Buch.

Fragen wir uns also, weshalb diese blauen Pflanzenfarbstoffe, die Anthocyane, als besonders gut für die Augen gelten. Die Antwort liegt in einem Sehpigment der Netzhaut, das Rhodopsin oder Sehpurpur genannt wird. Dieses Pigment verwandelt einfallendes Licht in Signale ans Gehirn, die übermitteln, dass etwas gesehen wurde. Unter der Einwirkung von Licht wird der Sehpurpur in Vitamin-A-Fraktionen zerlegt und anschließend aus diesen neu synthetisiert. Aber wenn wir unsere Augen falsch gebrauchen, kann diese Neusynthese nicht Schritt halten, und unser Sehpurpur-Bestand schwindet.

Das Anthocyan der Heidelbeere jedoch kann die Neusynthese des Sehpurpurs ankurbeln. Deshalb stellt es unser Sehvermögen wiederher und lindert in der Folge die Überanstrengung unserer Augen und die Kurzsichtigkeit.

Da unser Vorrat an Sehpurpur im Alter allmählich abnimmt, kann das Anthocyan auch die Alterung der Augen verlangsamen. Darüber hinaus kräftigt es die Blutgefäße, verbessert die Durchblutung und wirkt antioxidativ. Das macht es zur idealen Anti-Aging-Nahrungsergänzung für die Wiederbelebung unseres Sehvermögens.

Diese positive Wirkung ist aber nur bei der wilden nord-eurasischen Heidelbeere zu erwarten (die im Unterschied zur Kulturheidelbeere durchgefärbt ist). Achten Sie also darauf, dass Sie nur Produkte aus dieser Heidelbeerart erwerben.

Altersbedingte Augenprobleme und was man dagegen tun kann

Weitsichtigkeit ist nicht die einzige Einschränkung unseres Sehvermögens, die mit dem Alter zunimmt. Ganz offenbar steigen die Risiken für einige Augenerkrankungen, die einen plötzlichen Rückgang des Sehvermögens mit sich bringen können oder das Gesichtsfeld einschränken oder Teilausfälle des Gesichtsfelds (Skotome) nach sich ziehen und schlimmstenfalls auf eine Erblindung hinauslaufen. Und wenn ein Kurzsichtiger zusätzlich auch noch weitsichtig wird, drohen weitere Komplikationen wie Grüner Star, Makuladegeneration und Netzhautablösung.

Anatomie des Auges

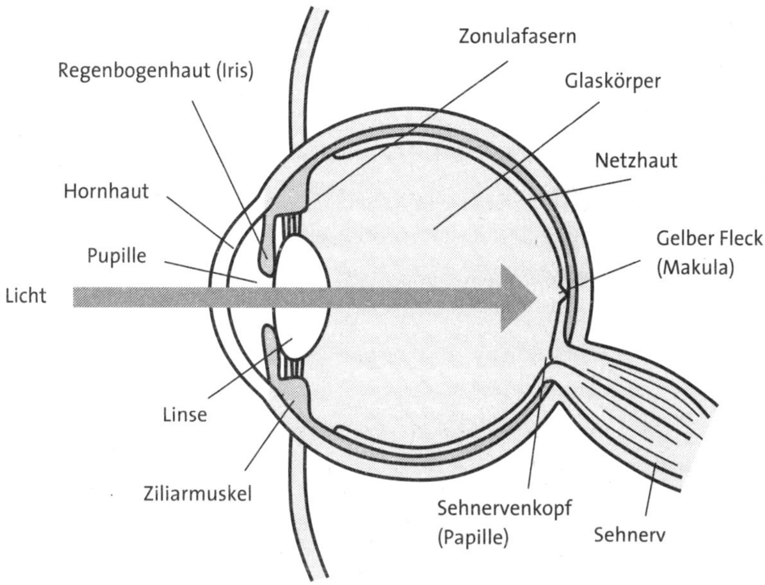

Ich möchte jetzt auf vier der häufigsten Augenerkrankungen eingehen und Ihnen erklären, was Sie vorbeugend unternehmen können. Sollten Sie hier beschriebene Symptome an sich entdecken, lassen Sie sich bitte möglichst bald augenärztlich untersuchen. Schon Kurzsichtigkeit oder Weitsichtigkeit kann ein Hinweis auf ernstere Augenerkrankungen sein.

1. Grüner Star (Glaukom)

In Japan ist die häufigste Ursache für den Verlust der Sehkraft in mittleren Jahren der Grüne Star. Bei dieser Erkrankung steigt der Innendruck des Auges an, was mit der Zeit den Sehnerv schädigt. Am Sehnervenkopf (Papille) entsteht eine Aushöhlung, wodurch es zu Ausfällen des Gesichtsfelds kommt.

In letzter Zeit zeichnet sich immer deutlicher ab, dass es noch weitaus mehr Fälle von Grünem Star gibt, bei denen der Augeninnendruck normal ist. Hier atrophiert der Sehnerv bei normalen Druckbedingungen, sodass es schließlich zu Skotomen kommt. Dieser Zustand breitet sich unter Japanern mittleren und höheren Alters als Komplikation der Kurzsichtigkeit aus. Die Zahlen sagen, dass heute bei einem von 17 Japanern über 40 Jahren Grüner Star diagnostiziert wird, aber nur einer von 556 stark kurzsichtigen Patienten erhöhten Augeninnendruck hat.

Auch im Vision Fitness Center haben wir ungefähr 70 Patienten mit der Diagnose Glaukom oder Grüner Star (30 davon mit Skotomen oder Gesichtsfeldausfällen) und darüber hinaus 20 Fälle mit Verdacht auf Glaukom. Mir war zwar bekannt, dass die Häufigkeit dieses Zustands zunimmt, aber es wunderte mich doch, dass der Grüne Star derart um sich greift, schließlich ist ja mit ihm eine reale Gefahr der Erblindung verbunden. Es sind auch immer mehr junge Leute davon betroffen, ich habe in meiner Praxis durchaus Fälle von Patienten, die unter 40, ja, unter 30 Jahre alt sind.

Ich denke, dass der Grüne Star in den meisten Fällen auf mangelnde Durchblutung zurückzuführen ist. Durch falschen Gebrauch der Augen wird der Blutfluss vom Hals aufwärts drastisch eingeschränkt, was zu mangelhafter Versorgung des Sehnervs führt. Er beginnt zu atrophieren, was dann Ausfälle des Gesichtsfelds nach sich zieht. Es kommt relativ selten vor, dass beide Augen vom Grünen Star betroffen sind; in der Regel ist es so, dass stark einseitige Sehgewohnheiten zur Überlastung eines der beiden Augen führen und sich dort der Grüne Star bildet. Bei diesen Patienten sind übrigens häufig Nackensteifigkeit und verspannte Schultern festzustellen.

Wenn Sie mit Augentraining etwas gegen den Grünen Star unternehmen möchten, müssen Sie erst einmal das Fortschreiten der Kurzsichtigkeit aufhalten, denn da liegt die eigentliche Ursache des Grünen Stars. Dazu müssen Sie den richtigen Gebrauch Ihrer Augen erlernen, die Augenmuskeln trainieren, den Blutfluss anregen und eine gute Versorgung des Sehnervs sicherstellen. Darüber hinaus empfehle ich die Einnahme therapeutischer Dosen von Anthocyan.

2. Altersbedingte Makuladegeneration

Die altersbedingte Degeneration der Makula (Gelber Fleck) ist in den USA der Hauptgrund für den Rückgang des Sehvermögens in mittleren Jahren. Auch in Japan nimmt die altersbedingte Makuladegeneration inzwischen rapide zu, vermutlich wegen zunehmender Popularität der westlichen Ernährungsweise.

Der Gelbe Fleck liegt im Augenhintergrund im Zentrum der Netzhaut, wo das einfallende Licht in Bilder umgewandelt wird. Es ist eine sehr wichtige Zone, die besonders dicht mit lichtempfindlichen Zellen zum Erkennen von Formen und Farben besetzt ist. Die Belastung durch oxidativ wirkendes ultraviolettes Licht ist hier zwar besonders groß, aber zugleich ist auch das antioxidativ wirkende Lutein besonders reichlich vorhanden und bietet ausreichenden Schutz.

Wir unterscheiden zwei Arten von Makuladegeneration: Der atrophische Typ entsteht durch Degeneration des Pigmentepithels der Netzhaut, wodurch die Makula nicht mehr ausreichend mit Nährstoffen versorgt werden kann; bei der zweiten Form können Stoffwechselprodukte nicht mehr im ausreichenden Maße abtransportiert werden und sammeln sich unter dem Pigmentepithel der Netzhaut an, was die Durchblutung behindert und zur Folge hat, dass sich zusätzliche Blutgefäße bilden, die den Sehvorgang beeinträchtigen. In Japan liegt in der überwiegenden Zahl der Fälle dieser zweite Typ vor. Die neu gebildeten Blutgefäße sind besonders anfällig und reißen leicht, und die austretende Flüssigkeit hebt die Makula an. Dadurch leidet hier, im Zentrum des Gesichtsfelds, die Abbildungsqualität, die Bilder werden trüb und verwaschen.

Ich glaube, dass auch dieser Zustand mit schlechter Durchblutung der Augen zu tun hat. Deshalb muss Ihre erste Maßnahme gegen die altersbedingte Makuladegeneration darin bestehen, dass Sie Ihre Augenmuskeln trainieren und die Augenumgebung anregen.

Außerdem ist das Lutein mit seiner beschriebenen antioxidativen Schutzwirkung ein gutes Hilfsmittel für die Linderung der Symptome. Scheuen Sie sich also nicht, zum Schutz Ihrer Sehkraft von heute an Lutein einzunehmen.

3. Netzhautablösung

Unlängst erlitt ein Bekannter von mir eine Netzhautablösung, und als er sich in der Augenklinik der Universität untersuchen ließ, konnte er nur staunen, auf wie viele andere Patienten mit dieser Diagnose er dort traf. Man weiß zwar, dass diese Diagnose am Ende so mancher Boxerkarriere steht, aber um was es sich eigentlich handelt, ist weitgehend unbekannt.

Unsere Netzhaut, die aus dem einfallenden Licht Bilder zusammensetzt, besteht aus zehn Schichten. Wenn sich die äußere Schicht (zum Augeninneren hin), das retinale Pigmentepithel, mitsamt den übrigen neun Schichten vom Untergrund löst, wird das als Netzhautablösung bezeichnet. Bei Menschen mittleren und höheren Alters kann es dazu kommen, wenn die Blutzufuhr zur Netzhaut aus irgendeinem Grund behindert ist, aber in den allermeisten Fällen ist die Netzhautablösung eine Folgeerscheinung der Kurzsichtigkeit. Es kann dann zu Ausfällen des Gesichtsfelds kommen, und wenn nicht schnell etwas unternommen wird, kann der Verlust des Augenlichts eintreten. Bei Kurzsichtigkeit ist der Augapfel in der horizontalen Ausrichtung länglich verformt und kann bei starker Kurzsichtigkeit die Form eines Rugby-Balls annehmen. Allein diese Verformung lockert bereits die Verbindung der Netzhaut mit ihrem Untergrund.

Einen Riss der Netzhaut, das Stadium vor der eigentlichen Ablösung, kann man subjektiv am plötzlichen Auftreten dunkler Flecken im Gesichtsfeld erkennen. Sollten Sie so etwas an sich beobachten, lassen Sie sich bitte augenärztlich untersuchen.

4. Grauer Star (Katarakt)

Bei der Erkrankung, die wir als Grauen Star bezeichnen, trübt sich die Augenlinse. Viele sind davon schon in mittleren Jahren betroffen, und man erkennt den Zustand daran, dass man nur noch verschwommen sieht oder doppelt sieht oder von Licht schnell geblendet wird.

Hier können unterschiedliche Faktoren eine Rolle spielen, aber generell geht man von einer Stoffwechselstörung aus, in deren Folge die Linse nicht mehr richtig ernährt wird und Stoffwechselschlacken nicht mehr abtransportiert werden können. Zum Grauen Star kommt es also, wenn der Stoffwechsel aus Altersgründen nicht mehr reibungslos funktioniert.

Augenöffner
Weitsichtigkeit bei Kindern

Auch Kinder können schon im Vorschulalter und während der weiteren Schuljahre weitsichtig sein. Man mag sich fragen, wie das sein kann, aber die Erfahrung zeigt, dass es wirklich so ist. Ich selbst habe vor einiger Zeit einen Jungen untersucht, der die fünfte Klasse besuchte. Ich stellte fest, dass er auf die Entfernung ausreichend sehen konnte, während keine ausreichende Sehschärfe für nahe Objekte gegeben war. Kein Zweifel, der Junge war weitsichtig. Dieser Zustand wird oft übersehen, da die schulischen Sehtests nur die Sehschärfe für entfernte Objekte überprüfen. Die betroffenen Kinder haben jedoch Mühe, Texte in Büchern zu lesen oder auch klar zu erkennen, was sie selbst in ihre Hefte schreiben, und das erschwert ihnen nicht nur die Konzentration im Unterricht, sondern wirkt sich vielfach auf ihre Leistungen und damit auf die Noten aus.

Für mich besteht kein Zweifel daran, dass die Ursache – wie auch im Fall der Kurzsichtigkeit – im viel zu häufigen Starren auf kleine Bildschirme zu suchen ist. In jeder freien Minute hängen die Kinder an den Displays ihrer Smartphones oder Spielgeräte, sodass die Ziliarmuskeln und Linsen viel zu lange in einer Position verharren und schließlich unbeweglich werden. Das macht sich zuerst als unscharfes Sehen bei entfernten Objekten bemerkbar, sodass sich die Kinder noch mehr auf nahe Objekte fixieren, was die Augen völlig überlastet und sie zuletzt auch nahe Dinge nicht mehr scharf abbilden können.

Und da kommt unser Vision-Fitness-Training ins Spiel. Dieser Junge, der in meine Praxis kam und unter meiner Anleitung das Training begann, erreichte innerhalb von fünf Minuten eine Verbesserung seiner Sehschärfe um 1,0 auf beiden Augen! Ich kann immer wieder nur über die Regenerationskraft von Kinderaugen staunen.

6

Ihre Sehkraft gehört zu Ihren besten Freunden

Kaum etwas ist bei wild lebenden Tieren so wichtig für die Überlebensfähigkeit wie das Sehvermögen. Auch uns Menschen hat die Natur damit ausgestattet, machen Sie also das Beste daraus – beim Sport, bei der Arbeit, im Alltag. Es wird Ihr Leben ungemein bereichern.

Sehen ist Leben

Ich möchte Ihnen von einem Ausflug zum Enoshima-Aquarium an der Küste der Sagami-Bucht südwestlich von Tokio erzählen. Nach meinem Rundgang bekam ich Hunger und kaufte mir Sushi, das ich irgendwo draußen genüsslich verzehrte und dabei aufs Meer hinausblickte. Plötzlich huschte etwas direkt vor meinen Augen vorbei. Ich wusste erst nicht, was das war, und sah mich um, aber als ich wieder auf meine Hand blickte, war die angebissene Reisrolle weg. Sie lag nicht am Boden, sie war spurlos verschwunden.

Als ich aufblickte, sah ich einen Vogel gemächlich über mir kreisen. Da ging mir ein Licht auf. Dieser Racker hatte mir mein Essen weggeschnappt. Derart zielgenaue Schnelligkeit – ich konnte den Vogel nur bewundern. Und noch etwas anderes sagte mir dieser »Zwischenfall«, nämlich dass die Überlebensfähigkeit wild lebender Tiere weitgehend von ihrer Sehkraft abhängt.

Wenn jemand sehr gut sieht, sagen wir, er oder sie habe »Adleraugen«. Man denkt an einen hoch am Himmel kreisenden Raubvogel, dem auch kleine Beutetiere am Boden nicht entgehen. Milane und Falken sollen eine Sehschärfe von rund 8,0 haben, und ihre Augen verfügen über 1,5 Millionen Photorezeptoren gegenüber den 200 000 des Menschen. Man nimmt darüber hinaus an, dass ihre Augen besonders gut mit Blut versorgt werden, wodurch sie alles noch einmal klarer und detailreicher sehen.

Der aus Guinea stammende Ousmane Sankhon, in Japan eine Fernsehgröße, verfügte offenbar bei seiner Ankunft in Japan über eine Sehschärfe von 6,0. So beeindruckend das klingt, in seinem Heimatort hätte er trotzdem als kurzsichtig gegolten, woraus man wohl schließen kann, dass viele Bewohner dieser Ortschaft mit der Sehschärfe von Raubvögeln mithalten konnten. Nun, ich glaube, dass wir Menschen alle von Natur aus mit dieser Sehschärfe begabt sind. Bei Ousmane Sankhon war es allerdings so, dass seine Sehschärfe mit der Zeit auf 0,9 zurückging, woraus man vielleicht schließen darf, dass dieses Land nicht gerade zimperlich mit unseren Augen umgeht.

Einer meiner Mitarbeiter am Vision Fitness Center, in Japan geboren und aufgewachsen, ist ein großer Fan der Manga-Serie *One Piece* von Eiichiro Oda. Eine der Gestalten dieser Geschichte ist ein gewisser Mihawk Dulacre, ein großer Samurai-Schwertmeister mit dem Beinamen »Falkenauge«. Über ihn berichtet mein Mitarbeiter, er könne den Blick aus seinen Falkenaugen sogar als Waffe einsetzen. Wie dem auch sei, richtig ist an diesem Manga jedenfalls, dass man als großer Schwertmeister sicherlich die volle Sehkraft menschlicher Augen braucht.

Mein Mitarbeiter hatte übrigens ursprünglich eine Sehschärfe von 1,5, was schon nicht schlecht ist, aber von »Falkenauge« inspiriert, arbeitet er sich jetzt an den Wert 3,0 heran, erst unlängst hat er die Marke 2,2 überschritten. Sein Fernziel ist allerdings 6,0, die Sehschärfe, mit der Ousmane Sankhon nach Japan kam.

»Sehen ist Leben« habe ich diesen Abschnitt überschrieben, aber ich will Ihnen nicht verheimlichen, dass unser menschliches Sehvermögen – anders als bei den Tieren – nicht immer im Dienst des Lebens steht.

Eine Mutter kam mit ihrer kleinen Tochter, die zu der Zeit in der zweiten Klasse war, in meine Sprechstunde. Das Gespräch mit der Frau ergab, dass die Sehschärfe ihrer Tochter ohne ersichtlichen Grund innerhalb kürzester Zeit von 1,5 auf 0,1 gefallen war. Sie hatte ihr Kind vom Augenarzt untersuchen lassen, der nichts fand, und auch ich konnte bei meiner Untersuchung keine visuellen Funktionsschwächen feststellen.

Das fand ich merkwürdig und führte mit dem Mädchen ein Gespräch unter vier Augen. Es stellte sich heraus, dass sie beobachtet hatte, wie jemand vor den fahrenden Zug gesprungen und ums Leben gekommen war. Da war mir alles klar.

Der Anblick war so grausig und schockierend gewesen, dass dieses kleine Mädchen einfach nicht mehr sehen wollte. Das traumatische Erlebnis ging so tief, dass sie es nicht verarbeiten konnte und praktisch gezwungen war, ihr Sehvermögen unter Verschluss zu halten.

Ich führte etwa einen Monat lang weitere Gespräche mit ihr, und schließlich konnte sie die heftige Abwehr des Gesehenen auflösen, sodass ihre Sehschärfe zum früheren Wert von 1,5 zurückfand. In diesem Fall also diente das Sehvermögen – zum Glück nur vorübergehend – nicht der Vitalität und Überlebensfähigkeit. Unsere Sehkraft kann dem Leben dienen oder es untergraben. Wichtig ist zu wissen, dass wir das selbst in der Hand haben.

Aber jetzt wollen wir uns an etlichen Beispielen vergegenwärtigen, wie wir unsere Sehkraft am besten für unser Leben einsetzen können.

Sehen beim Sport

Schnelle Bälle

Ich möchte Ihnen am Beispiel eines Baseballspielers vor Augen führen, was man mit kleinen Korrekturen des Sehverhaltens erreichen kann. Wir werden dann auch verstehen, wie Sportler ihre Sehkraft optimal einsetzen können, um bestmögliche Leistungen zu erzielen.

Mit Dr. Paul Harris, einem amerikanischen Arzt für Optometrie, der auch als Experte auf dem Gebiet der Seh-Fitness gilt, verbindet mich eine lange Freundschaft. Ihm wird das Verdienst zugeschrieben, einem Batter im Major League Baseball zu einer

Verbesserung seiner Trefferquote von 21 auf 38,5 Prozent verholfen zu haben.

Dieser Sportler war zu den Baltimore Orioles, Dr. Harris' örtlichem Team, gestoßen, wo er auch bald einen bedeutenden Preis gewann und damit bewies, dass er wirklich ein großartiger Schlagmann war. Im folgenden Jahr jedoch hatte er einen gewaltigen Leistungseinbruch, und das ging so weit, dass bereits über eine Vertragsauflösung gemunkelt wurde.

Als sein Coach ihn zu Dr. Harris schickte, nahm dieser eine gründliche Untersuchung vor, die zweierlei ergab: Die Tiefenwahrnehmung dieses Spielers wich um 15 Zentimeter von den tatsächlichen Verhältnissen ab, und außerdem war eine Verschiebung der Blickrichtung bei ihm immer mit einer Kopfbewegung verbunden. Dr. Harris skizzierte zwei Lösungsansätze, die auch gleich umgesetzt wurden.

1. Der Spieler nahm die Entfernung zwischen dem Pitcher's Mound und der Home Plate um 15 Zentimeter kürzer wahr, als sie tatsächlich war. In einem solchen Fall setzt man normalerweise ein Trainingsprogramm zur Korrektur der Tiefenwahrnehmung an, aber hier blieb dafür keine Zeit, es ging einfach um die letzten 15 Spiele der Saison. Deshalb griff man zu einer Verlegenheitslösung, und dieser Spieler bekam die Anweisung, seinen Standplatz in der Batter Box einfach 15 Zentimeter weiter hinten einzunehmen.

2. Für den Batter gilt im Baseball normalerweise, dass er den Ball vor einem Schlag unbedingt im Auge behalten muss. Er muss immer genau wissen, wo der Ball gerade ist, bis der Pitcher ihn im

Wurf loslässt. Bei diesem Spieler war es aber so, dass er auf den Ball starrte, sobald er in der Hand des Pitchers war, und das bedeutete, dass er auch die Ausholbewegungen mitverfolgte und folglich den Kopf ein wenig bewegen musste. Das führte dazu, dass das Abbild des Balls in seinem Gehirn ein wenig schwankte, und deshalb konnte er die Position des Balls nicht exakt genug einschätzen. Auch hier wurde eine brauchbare Zwischenlösung gefunden. Sie bestand darin, dass dieser Spieler den Blick auf die vergleichsweise wenig bewegte Gürtelschnalle des Pitchers heftete, bis der Ball tatsächlich dessen Hand verließ. Erst in dem Moment wechselte er mit dem Blick zu der Stelle, wo der Ball die Hand des Pitchers verließ.

Die mit einem Trick korrigierte Tiefenwahrnehmung dieses Schlagmanns führte dazu, dass er die Position des Balls wieder exakt einschätzen konnte, und zusammen mit der zweiten Maßnahme erlebte er eine plötzliche deutliche Verbesserung seiner Leistungen. Sein Vertrag wurde nicht aufgelöst.

Der japanische Baseballstar Ichiro Suzuki wechselte 2012 zu den New York Yankees. Der Leistungsabfall, der seitdem zu verzeichnen ist, geht nach meiner Überzeugung auf ein Nachlassen seiner Sehkraft zurück. Wie die Erfahrung zeigt, ist es bei Leistungseinbrüchen oft so, dass die Sehkraft irgendwie aus dem Gleichgewicht ist. Ich habe gehört, dass seine Sehschärfe früher bei 0,3 bis 0,4 lag, und da sein 40. Geburtstag bevorsteht, könnte ich mir vorstellen, dass sich bei ihm jetzt die Weitsichtigkeit bemerkbar macht.

Das kann ich natürlich nur vermuten, solange ich ihn nicht selbst untersucht habe, aber wenn ich ihn in Aktion beobachte, kann ich mich des Eindrucks nicht erwehren, dass sein glanzlos gewordenes Spiel mit der Verschlechterung mehrerer Sehfunktionen zu tun hat: Das Sehvermögen der beiden Augen scheint ungleich geworden zu sein; das Bewegungs-Sehen, mit dem er dem Ball folgen und andere Bewegungen ringsum präzise einordnen kann, ist beeinträchtigt, und das betrifft auch die periphere Wahrnehmung, mit der wir aus dem Augenwinkel die Gesamtsituation verfolgen können. Da er in der Major League spielt und ein wirklich erstklassiger Batter ist, würde er nach meiner Einschätzung noch Jahre mithalten können, wenn es gelänge, die Funktion seiner Augen wiederherzustellen.

Wenn die Augen ungleich sehen

Eines Tages kam ein professioneller Golfspieler in meine Sprechstunde. Offenbar hatten seine Leistungen in letzter Zeit nachgelassen, und er wollte nichts unversucht lassen, um seine Scores wieder zu verbessern. Seine Sehschärfe betrug rechts 1,5 und links 0,7, und als ich die Koordination von Augen und Gehirn prüfte, wurden ein paar Gewohnheiten deutlich, die sich für ihn nachteilig auswirkten.

Die Sehschärfendifferenz zwischen den beiden Augen war an sich schon bedenklich, aber Sorge machte mir vor allem, dass er den Golfball eigentlich nur noch mit einem Auge sah. Das kann sogar bei kurzen Distanzen, etwa beim Versuch einzulochen, eine gewaltige Schwierigkeit darstellen. Wenn man nicht mit beiden Augen sieht, kann man nicht einmal die Geländeneigung richtig einschätzen, geschweige denn die Entfernung.

Um zu verstehen, was ich meine, schauen Sie mit beiden Augen auf den schwarzen Punkt am Ende dieses Abschnitts und deuten Sie mit dem Finger darauf (ohne die Seite zu berühren). Schließen Sie jetzt abwechselnd das rechte und linke Auge. Sie werden feststellen, dass das eine Auge den Finger genau auf den schwarzen Punkt deuten sieht, während er für das andere Auge ganz leicht abweicht. Das könnte darauf hindeuten, dass Sie normalerweise nur Ihr »gutes« Auge benutzen. Bei manchen Leuten ist es so, dass sie den Finger mit beiden Augen (wenn jeweils das andere geschlossen ist) leicht neben dem Punkt sehen, und bei wieder anderen kann es sein, dass die Tiefenwahrnehmung der beiden Augen verschieden ist. Wenn das bei einem Golfer der Fall ist, wird das Einlochen zum Glücksspiel, weil er weder die Geländeneigung noch die Entfernung zum Loch präzise einschätzen kann.

Bei Ballspielen und beim Boxen ist manchmal eine etwas abgewandte Kopfhaltung mit einer eher seitlichen oder diagonalen Blickrichtung zu beobachten. Auch in dieser Haltung sieht man wohl den Ball oder den Gegner noch, aber eigentlich erkennt man nichts richtig. Beim Abschlag im Golf kommt es vor, dass beispielsweise ein Rechtshänder den Ball nur mit dem linken Auge sieht, solange er noch liegt, um anschließend seine Flugbahn mit dem rechten Auge zu verfolgen.

Ich empfahl dem Golfer in meiner Praxis mein Sport-Sehprogramm, eine Abfolge von Übungen für die Fitness beider Augen.

Man möchte es kaum glauben, aber schon beim nächsten Spiel gelang ihm das erste Ass seines Lebens: Er traf vom Abschlag aus direkt das Loch. Da mag auch Glück eine Rolle gespielt haben, aber ganz sicher verfügte er an diesem Tag über optimale Sehkraft. Er hat das Turnier zwar leider nicht gewonnen, aber seine Scores wurden immer besser, und sein Name tauchte häufiger in der Zeitung auf.

Bei vielen Sportlern mit unerklärlichen Leistungseinbrüchen lässt sich das Problem auf ungleichmäßige Sehkraft der Augen zurückführen. Mit entsprechenden Übungsprogrammen für die Augen können Sie solche Unterschiede ausgleichen und Ihre ursprüngliche Sehschärfe wiederherstellen.

Sehen im Beruf: im Stehen arbeiten

Sie fragen sich jetzt vielleicht, was wohl das Stehen mit dem Sehen zu tun haben mag. Da ließe sich die Gegenfrage stellen, wie gesund es Ihrer Meinung nach ist, bei der Arbeit ständig zu sitzen. Meine Antwort lautet, dass Ihre Sehkraft darunter leidet. Wenn in Ihrem Gesichtsfeld stundenlang nichts weiter zu sehen ist als die Umgebung Ihres Schreibtischs, haben Ihre Augen und Ihr Gehirn nicht mehr viel Anregendes, und darunter leidet Ihre Konzentration. Bei fehlender Konzentration wird das Denken wattig, und schließlich starren Sie nur noch abwesend auf den Bildschirm Ihres Computers. Das schadet aber, wie ich in diesem Buch ausgiebig erklärt habe, Ihrem Sehvermögen.

Wenn Sie dagegen bei der Arbeit stehen, haben Sie nicht nur einen größeren Gesichtskreis, sondern Ihr Körper gewinnt auch ein wenig mehr Bewegungsspielraum. Insgesamt ergibt sich daraus jedenfalls, dass das Stehen zusammen mit dem reichhaltigeren visuellen Input Augen und Gehirn anregt und Sie richtig schön wach hält.

Verschwindet die Schläfrigkeit, der Feind der Arbeit und des Studierens, schaffen Sie nicht nur mehr, sondern blicken auch weniger auf den Monitor. Und nicht zuletzt gibt es Ihrem Gehirn erfrischende Anregung – Sie haben also nur zu gewinnen!

Denken Sie über die Anschaffung eines höhenverstellbaren Schreibtischs oder eines zusätzlichen Stehpults nach, notfalls tut es auch eine Holzkiste oder sogar ein stabiler Karton auf Ihrem Schreibtisch. Noch besser wird es Ihnen gehen, wenn Sie immer wieder mal die Übungen für Nacken und Schultern einflechten, die ich Ihnen beschrieben habe. Sorgen Sie aber auch dafür, dass

Sie Ihre Beine nicht überlasten. Eine gemütliche Kaffeepause dann und wann muss einfach sein.

Gegen längeres Sitzen sprechen noch ein paar weitere Dinge. Wenn Hüft- und Kniegelenke im rechten Winkel gebeugt sind, behindert das den Blutfluss in die Unterschenkel, die übrigens als »zweites Herz« bezeichnet werden. Im Sitzen sind außerdem Oberschenkel und Gesäß dem ständigen Druck der Sitzfläche ausgesetzt, was die Zirkulation des Bluts im ganzen Körper behindert. Dadurch erhöht sich einerseits das Thrombose-Risiko, und andererseits wird die Blutversorgung der Augen und des Gehirns schlechter, was die Sehfunktionen und das Gehirn selbst schädigen kann. Auf jeden Fall wird der Hormonhaushalt beeinträchtigt, und es kann zu Depressionen kommen.

Ernest Hemingway hatte für seine Arbeit an der Schreibmaschine einen erhöhten Tisch und schrieb im Stehen. Ich bin mir sicher, dass er auf diese Weise seine Sehkraft optimal nutzte und seinem Gehirn die bestmöglichen Bedingungen bot – was uns wiederum das Vergnügen verschafft, seine großartigen Bücher zu lesen. Der japanische Filmschauspieler Ken Takakura soll bei den Dreharbeiten immer gestanden haben. Er wird mit den Worten zitiert: »Ich spüre einfach, wie mein Kampfgeist versickert, wenn ich mich hinsetze.«

Menschen, die über sechs Stunden pro Tag sitzen, haben gegenüber anderen, die nur halb so lange sitzen, eine deutlich geringere Lebenserwartung. Und wenn man mehr als vier Stunden täglich am Computerbildschirm oder vor dem Fernseher sitzt, steigt das Risiko von Herz-Kreislauf-Erkrankungen in schwindelerregende Höhen. Zusammenfassend lässt sich sagen, dass Schreibtischarbeit buchstäblich unser Leben verkürzen kann, ganz davon abgesehen, dass es unserer Sehkraft schadet. Legen Sie es also für den Anfang darauf an, eine Stunde täglich im Stehen zu arbeiten.

Sehen im Beruf: Seh-Training zum Schnelllesen

Schnelllesen ist bei ausreichender Sehschärfe und trainierten Sehfunktionen nicht schwierig. Wenn Sie sich mit den Übungen dieses Buchs beschäftigen, werden Sie ein Buch doppelt so schnell lesen können wie bisher. Mit eingeschränktem Sehvermögen haben Sie dagegen eine ganz schlechte Ausgangsbasis, trainieren Sie also die Sehkraft Ihrer Augen und des Gehirns, sonst wird sich bei Ihrer Lesegeschwindigkeit nicht viel ändern.

Es gibt eine Menge Bücher über »Speed Reading«, aber mir ist noch keins begegnet, das die Sache vom Standpunkt der visuellen Fitness aus betrachtet. Große Sorge bereitet mir vor allem, dass es diesen Büchern oft allein um Geschwindigkeit geht und sie am Ende keine Rücksicht auf die Augen nehmen, was dann auf nachlassende Sehkraft und Kopfschmerzen hinauslaufen kann.

Im Grunde ist es so, dass Schnelligkeit und Auffassung nicht gut zusammenpassen. Viele Experten empfehlen deshalb bewusst langsames Lesen, wenn man möchte, dass die Inhalte wirklich hängen bleiben. Nun ist allerdings auch die Auffassungsgabe trainierbar und kann bis zum Doppelten oder Dreifachen Ihrer gewohnten Lesegeschwindigkeit mithalten, bei manchen sogar bis zum Fünffachen, aber mehr geht definitiv nicht.

Die Schnelllesetechnik, mit der ich Sie vertraut machen möchte, erhöht einfach die Sehkraft von Augen und Gehirn, wodurch

Sie produktiver werden und Ihre Arbeit schneller erledigen können. Sie können sich mit den Übungen in diesem Buch Grundtechniken der effektiven Augenbewegungen und der Bild-Erinnerung aneignen. Wenden Sie diese Techniken an, wenn Sie irgendetwas privat oder beruflich lesen möchten oder müssen.

Der Kniff besteht bei dieser Form des Schnelllesens darin, dass Sie sich die gelesenen Wörter bildhaft einprägen. Bilder sind leicht im Unterbewusstsein zu speichern, von wo aus sie in die Frontallappen des Gehirns übertragen werden, wo das eigentliche Verstehen stattfindet. Sie lesen dann nicht mehr ein Wort nach dem anderen, um sie sich in dieser Form einzuprägen, denn auf diesem Wege ist keine Steigerung der Lesegeschwindigkeit zu erzielen. Es ist eher so, als würden Sie beim Lesen Bilder verknüpfen und bereits die folgenden vorausahnen – wie beim Lesen einer Geschichte, wo Sie immer bereits die mögliche weitere Entwicklung im Sinn haben. Diese Erwartung wirkt wie eine Antenne, die Sie bei der Aufnahme des Geschriebenen unterstützt.

Gut, sehen wir also zu, wie wir Ihre Sehkraft verbessern und gleichzeitig Ihre Lesegeschwindigkeit steigern können.

1. Flexibilität durch Wechsel der »Leserichtung«

Ihre Augen folgen im Allgemeinen feststehenden Abläufen: von links nach rechts, wenn Sie am Computer lesen oder irgendeinen Text in westlichen Sprachen studieren, von oben nach unten, wenn Sie in der Lage sind, beispielsweise gedruckte japanische Texte zu lesen. Wenn man immer bei ein und demselben Muster bleibt, haben die Augen keine Herausforderungen mehr und werden träge. Sehen wir also zu, wie wir den Augen Abwechslung verschaffen können.

So üben Sie mit dem folgenden Diagramm: In Teil A bewegen Sie die Augen mehrmals schnell von unten nach oben, wobei Sie den Kopf möglichst still halten. In Teil B bewegen Sie die Augen mehrmals schnell von rechts nach links. Durch die Änderung der gewohnten Bewegungsabläufe steigern Sie die Flexibilität Ihrer Augen.

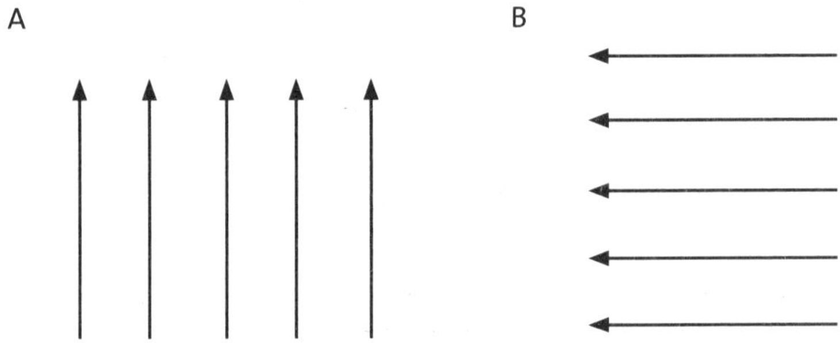

2. Übung für schnelles Sehen

Die Peripherie unseres Gesichtsfelds übermittelt uns weitaus mehr Information als das zentrale Sehen. Wenn Sie Ihr Gesichtsfeld ausweiten, können Sie mehr auf einmal aufnehmen, und das kommt Ihrer Lesegeschwindigkeit zugute.

Dazu dienen die folgenden beiden Diagramme, bei denen Sie der durchgehenden Linie den Pfeilen nach möglichst schnell mit den Augen vom Start bis zum Ziel folgen, erst in Teil A, dann in

Teil B. Wiederholen Sie den Ablauf mehrmals, insgesamt eine Minute lang.

Hier wird Ihr peripheres Gesichtsfeld einbezogen, was die Treffsicherheit Ihrer Auffassungskraft steigert.

Vorübung für schnelleres Sehen

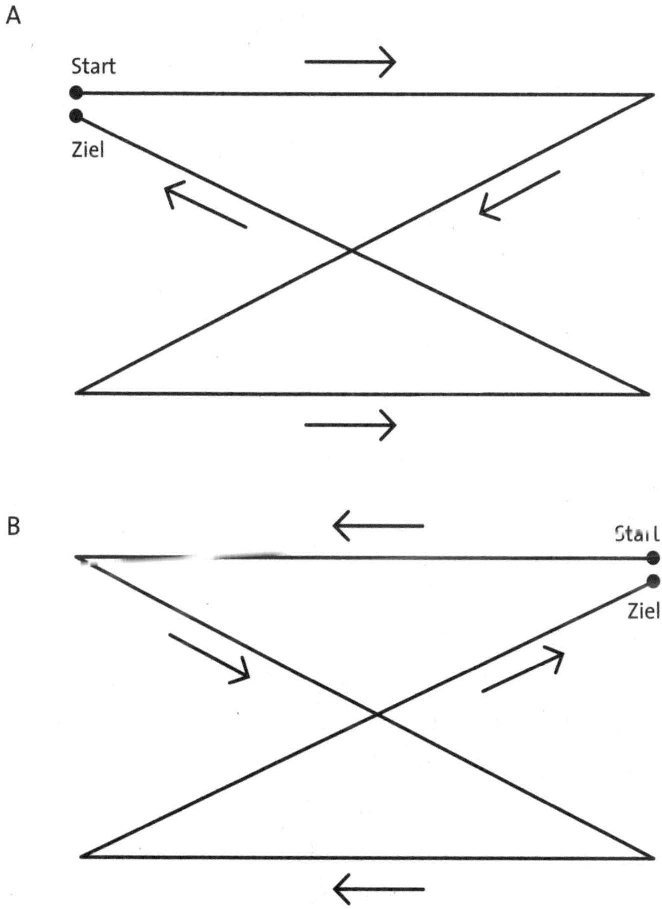

3. Schnellschielen

Wir haben weiter vorn im Buch bereits geübt, die Augen gemeinsam nach innen Richtung Nase zu drehen. Führen wir das ein bisschen weiter.

Halten Sie Ihren Daumen in etwa 30 Zentimetern Entfernung mittig vor die Augen. Fokussieren Sie den Daumen, um ihn dann (in der Mitte zwischen den Augen) näher an das Gesicht heranzuführen, wobei sich die Augen in Richtung Nase drehen. Führen Sie den Daumen nun in alle Richtungen, auf und ab, links und rechts und schräg. Es sollen schnelle Bewegungen sein, die Sie eine Minute lang ausführen, während Sie mit dem Blick dem Daumen folgen.

Dabei wechseln Anspannung und Entspannung Ihrer Augenmuskeln, wodurch die Durchblutung verbessert wird.

4. Eine ganze Zeile auf einmal lesen

Wenn Sie einen Roman lesen, folgen Sie den Wörtern von links nach rechts, um dann wieder zum linken Rand zu springen und den Wörtern nach rechts zu folgen – und so geht dieser Zickzackkurs bis zum Seitenende.

Mit der folgenden Übung können Sie lernen, eine gesamte Textzeile als visuelle Informationseinheit aufzunehmen, und dann gehen Sie einfach Zeile für Zeile abwärts, anstatt den Text jeweils von links nach rechts abzutasten. Ihre Augen bewegen sich dann also gar nicht mehr seitwärts, sondern wandern nur noch abwärts. Es ist nicht ganz einfach, in diese Art des Lesens hineinzufinden, aber wenn Sie sich einmal daran gewöhnt haben, können Sie Ihre Lesegeschwindigkeit verdoppeln. Üben Sie es am folgenden Lesetext.

Man kann bis zu 20 Wörter auf einmal als visuelle Information aufnehmen. Üben Sie sich in Geduld, und lassen Sie sich Zeit.

In ganzen Zeilen lesen

Lassen Sie den Blick langsam abwärtswandern und immer eine ganze Zeile erfassen:

Mein Herrchen bekomme ich kaum je zu Gesicht. Er sei Lehrer, heißt es. Kaum ist er von der Schule nach Hause gekommen, verkriecht er sich in sein Arbeitszimmer und taucht nur selten einmal auf. Alle im Haus denken, er habe sehr viel zu tun. Er selbst tut auch so. Tatsächlich arbeitet er viel weniger, als angenommen wird. Manchmal schleiche ich hin und riskiere einen Blick, und für gewöhnlich döst er dann. Es kommt vor, dass er dabei auf ein aufgeschlagenes Buch sabbelt. Er hat einen schwachen Magen, seine Gesichtshaut ist bleich und gelblich, ihr fehlen Spannkraft und Frische. Aber das Essen genießen, oh, das kann er. Nach dem Essen nimmt er Enzyme als Verdauungshilfe, und dann schlägt er ein Buch auf. Kaum hat er ein paar Seiten gelesen, döst er auch schon weg. Und dieser Ablauf ist ihm ganz offensichtlich heilig. Sogar ich, nichts weiter als ein blöder Kater, kann mir das Ganze zusammenreimen: Lehrer haben es leicht. Ist man als Mensch geboren, wird man am besten Lehrer. Wenn man so viel schlafen und trotzdem Lehrer sein kann, na, dann würde eine Katze das auch schaffen. Er selbst sagt allerdings, das Lehrerdasein sei ganz besonders hart, jedenfalls kann er, wenn seine Freunde da sind, gar nicht aufhören mit seinem Genörgel.

Natsume Soseki: *Wagahai wa Neko de aru* (auf Deutsch erschienen unter dem Titel *Ich der Kater. Lebensansichten eines Katers.*)

5. Umgekehrte Leserichtung

Sie können die Durchblutung Ihres Körpers dank der Schwerkraft mittels Kopfstand verändern, aber einen verbesserten Blutstrom zu den Augen und zum Gehirn erreichen Sie auch mit Bewegungen, die für Ihre Augen ungewohnt sind. Es ist ein Bewegungstraining, das Ihre Augen richtig in Schwung bringt.

Wenn Sie sich den nachfolgenden Text anschauen, werden Sie sehen, dass er in umgekehrter Richtung gedruckt ist, also am Ende beginnt und von rechts nach links aufsteigend zu lesen ist. Machen Sie sich keine Sorgen um das Textverständnis, folgen Sie einfach den Worten. Wenn Sie beim stillen Lesen Schwierigkeiten haben, können Sie den Text auch erst einmal vorlesen. Hier geht es nicht in erster Linie um das Verständnis, sondern um eine Veränderung der gewohnten Augenbewegungen und in der Folge auch Ihres Bewusstseins.

Übung mit umgekehrter Leserichtung

.gam nies tuabegfua tuahzteN eid remmi hcua nief eiw ,tsi negnirbre
uz rewhcs rhes gnutsieL eseid ssad ,nnak neßeilhcs lhow nam suarow
,sthciL nebleg sed egnälnelleW red dnegeG red ni stiereb nretemorkiM
5,0 tim snu riw negeweb sgnidrellA .nennök nediehcsretnu enebE neh-
csipoksorkim reseid fua neznereffiD thcibaH red etssüm sednE netzteL
.nretemorkiM 5,0 nov hciereB mi riw neräw timad dnu ,nennök ne-
diehcsretnu eßörgdlibbA red letnheZ menie nov neznereffiD snetsed-
nim ,rim tniehcs os ,legoV red etssüm ,nen-nök uz nediehcsretnu snek-
corbnietS neßorg hcielg senie med nov ettaR netot renie dlibbA seseid
nun mU .nebegre nretemorkiM 5 nov egnäL enie tuahzteN red fua
dlibbA sad rüf hcis edrüw suar-aD .retemilliM 5)tztähcseg gigüzßorg(
egarteb ehöH nreteM 051 sua slegovbuaR sed neguA nedieb red et-
knupnnerB red znatsiD eid dnu ,nretemitneZ 51 nov ehöH enie ebah
ettaR netot red repröK red ,nebah uz lhaZ ehcildnah enie mu run ,na
lamnie riw nemheN

.treilutsop eiroehT ehcilmmökreh eid se eiw ,nnak nennekre nedoB
ma ettaR sla hcilkriw ehöH reßorg os sua ettaR enie thcibaH nie bo
,gidrüwgarf se tniehcs riM .ssum negeil nreteM 002 dnu 001 nehcsiwz
eid ,ehöH enie hcis tbigre lekniwsgnuthcaboeB med dnu slegoV ne-
neheseg eguA meßolb tim sed gnunreftnE nerhäfegnu red sua reba
,tednifeb gulftielG mi esiewrelamron thcibaH nie hcis hcoh eiw ,thcin
hci ßiew nuN

.nefierg uz eis dnu neßotsuzbareh nnad mu ,nnak nennekre ehöH
reßorg sua ettaR etot ednegeil ned-oB ma enie thcibaH nie ssad ,eh-
castaT ethcamegsua sla tlig sE

(Aus den gesammelten Essays von Torahiko Terada)

6. Schnelles Bild-Erfassen

Diese Übung für das Schnelllesen trainiert nicht die Augen, sondern das Gehirn.

Schlagen Sie ein Buch oder die Zeitung auf, und bleiben Sie bei dem ersten Substantiv, auf das Ihr Blick fällt. Nehmen wir an, es sei »Licht«. Notieren Sie jetzt auf einem Blatt Papier alle Bilder, die Ihnen sofort zu »Licht« einfallen, beispielsweise Sonne, Glühbirne, Strahlen, Dunkelheit, Blitzlicht. Schreiben Sie eine Minute lang. Wie viele Assoziationen zu »Licht« kommen Ihnen in dieser Zeit? Diese Übung regt nicht nur generell das Gehirn an, sondern macht Ihnen auch die Produktion assoziativer Vorstellungen geläufiger.

7. Bildgedächtnis

Die letzte Übung dieser Reihe nutzt die Sehkraft Ihrer Augen und des Gehirns besonders intensiv. Sie trainieren hier Ihr Gedächtnis für bildhafte Eindrücke. Wenn Sie zu Fuß unterwegs sind, prägen Sie sich die Farben und Nummern (nur den Ziffern-Anteil) vorbeifahrender Autos ein. Lernen Sie erst einmal drei Autos auswendig – zum Beispiel »weiß 493«, »rot 382«, »blau 3772« –, um sie nach zehn Sekunden zu reproduzieren. Ob Sie sich richtig erinnern, ist dann natürlich nicht mehr zu überprüfen, aber nehmen Sie sich einfach fest vor, dass Sie sich diese Daten abrufbar einprägen werden, und Sie werden sich mit zunehmender Klarheit bildhaft erinnern. Wenn Sie sich darin einigermaßen sicher fühlen, erhöhen Sie die Zahl der Autos auf fünf und schließlich auf sieben.

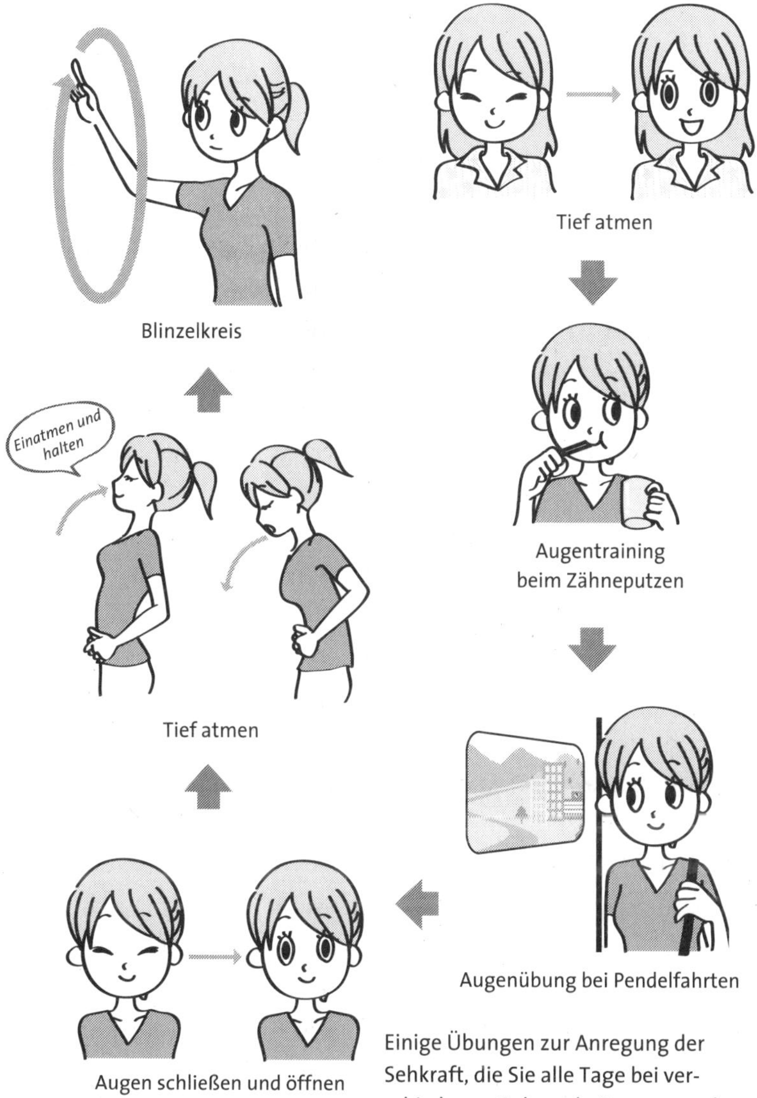
Tief atmen
Augentraining beim Zähneputzen
Augenübung bei Pendelfahrten
Augen schließen und öffnen
Einatmen und halten
Tief atmen
Blinzelkreis

Einige Übungen zur Anregung der Sehkraft, die Sie alle Tage bei verschiedenen Gelegenheiten anwenden können, vom morgendlichen Aufwachen bis zum Einschlafen am Abend.

Es mag unmöglich bleiben, sich eine ganze Seite gleichsam fotografisch mit einem Blick einzuprägen, aber wenn Sie Ihre Bild-Erinnerung stärken, werden Sie deutlich schneller lesen können als nach der gewohnten Wort-für-Wort-Methode.

Denken Sie bitte immer daran, dass diese Schnelllese-Übungen der Wiederherstellung Ihres Sehvermögens dienen sollen, strapazieren Sie Ihre Augen also nicht zu sehr. Gehen Sie schrittweise vor, und gönnen Sie sich immer wieder Pausen.

Wenn Sie das Schnelllesen einmal gelernt haben, können Sie darauf bauen, dass es Ihnen erhalten bleibt.

Sehen den ganzen Tag: die Augen als Quelle der Vitalität

Es empfiehlt sich, täglich, über den ganzen Tag verteilt kleine Übungen zur Verbesserung Ihrer Sehkraft einzuplanen. Das stärkt zunächst einfach Ihre Vitalität und verbessert damit Ihre Lebensqualität, aber das tägliche Augentraining kann Sie auch von durch Augenstörungen verursachten Unannehmlichkeiten und gesundheitlichen Beeinträchtigungen befreien.

1. Augen zukneifen

Manchmal bekommt man morgens kaum die Augen auf, nicht wahr? Sie fühlen sich verquollen an und haben überhaupt keine Lust aufzugehen. Der Muntermacher sieht in diesem Fall so aus:

Kneifen Sie die Lider noch im Liegen dreimal fest zusammen. Beim letzten Mal extrafest. Wiederholen Sie das vier- oder fünfmal. Das gedunsene Gefühl vergeht, die Augen fühlen sich erfrischt an.

2. Augenübung beim Zähneputzen

Richten Sie den Blick nach dem Gebiet aus, das Sie im Mund gerade bearbeiten: Wenn Sie oben rechts putzen, blicken Sie nach rechts oben, schrubben Sie unten links, geht der Blick in die gleiche Richtung – auf und ab, hin und her. So wacht Ihre Sehkraft richtig auf und ist dann bereit für den Tag.

3. Pendelfahrten als Übungszeit

Wenn Sie auf der Fahrt zur Arbeit beispielsweise im Zug sitzen, blicken Sie nach draußen und folgen mit den Augen den wechselnden Eindrücken, ohne den Kopf mitzubewegen – Reklametafeln, vielleicht Industrieschlote in der Ferne. Der ständige Wechsel von nah zu fern und zurück wirkt entspannend auf die Muskeln, die für die Scharfstellung zuständig sind.

4. Klimpern

Mit dieser Übung können Sie Ihre Augen wunderbar massieren, vor allem bevor Sie sich im Büro an den Computer setzen. Es ist eine Massage ohne Einsatz der Hände.

Schließen und öffnen Sie die Augen etliche Male schnell hintereinander. Auf diese Art lockern Sie die Muskeln rings um die Augen.

5. Tief atmen

Da das Gehirn am Vormittag seine Zeit der höchsten Aktivität hat, beginnt es gegen Mittag an Sauerstoffmangel zu leiden. Bei den visuellen und kognitiven Funktionen stellt sich dann eine gewisse Flaute ein, und der Körper ermüdet insgesamt schnell. Deshalb ist es in dieser Phase besonders wichtig, die Sauerstoffversorgung anzukurbeln.

Atmen Sie langsam durch die Nase ein, um den Atem dann einen Moment anzuhalten und anschließend langsam auszuatmen. Vergessen Sie nicht das Anhalten des Atems, das ist ganz wichtig.

Schauen Sie auf Ihre Uhr, und halten Sie den Atem beim ersten Mal für eine Sekunde an, beim nächsten Atemzug zwei Sekunden. Steigern Sie diese Pause über zehn Atemzüge hinweg auf zehn Sekunden, immer eine Sekunde mehr.

6. Blinzelkreis

Wenn Sie stundenlang am Computer arbeiten, blinzeln Sie mit der Zeit immer seltener, und das steigert das Risiko einer Austrocknung der Augen. Das kann sich im Schlaf noch verschlimmern, da Sie in dieser Zeit natürlicherweise nicht blinzeln. Denken Sie also vor dem Schlafengehen daran, Ihre Augen durch häufiges Blinzeln zu befeuchten, das löst auch die Symptome der Überanstrengung und Ermüdung Ihrer Augen.

Dazu jetzt noch eine Übung, die Sie auch machen können, wenn Sie schon liegen. Beschreiben Sie mit dem Finger einen großen Kreis in der Luft, und während Sie dem Finger mit dem Blick folgen, blinzeln Sie immer wieder langsam und fest. Beschreiben Sie etwa eine Minute lang solche Blinzelkreise.

Erfrischendes Vergessen

Wenn unser Leben zu sehr von starrer Routine beherrscht ist, werden wir leicht auch in unserem Denken und unserer Haltung etwas rigide, und das überträgt sich sogar auf unsere Sehkraft, weil Augen und Gehirn einfach zu wenig Anregung bekommen. Alles, was wir sehen, hören, riechen, schmecken, ist dann irgendwie fad und blass, wir können uns kaum noch für etwas begeistern, und die Chance, dass uns zündende Ideen kommen, ist gering.

Umso wichtiger ist es dann, unserer Sehkraft neues Leben einzuhauchen, denn sie ist Lebenskraft, sie gibt uns Antrieb im Leben. Da liegt es nahe, irgendetwas Neues und Anregendes anzufangen, und ich kann dazu nur raten. Aber so etwas lässt sich meist nicht einfach aus dem Boden stampfen, weshalb ich Ihnen als »Erste-Hilfe-Maßnahme« empfehle, sich erst einmal innerlich von allem Überflüssigen frei zu machen. Oder kürzer: Vergessen Sie.

Das Vergessen entrümpelt unser Gehirn und schafft geistigen Freiraum für neue Ideen. Noch wichtiger ist aber, auch wenn es paradox klingt, dass Ihr Gedächtnis besser wird, wenn Sie vergessen. Wir sind in unserem Alltag einer gigantischen Informationsflut ausgesetzt, einem Ozean von Daten, wenn wir allein das Internet betrachten, und wenn wir die begrenzte Fassungskraft unseres Gehirns optimal nutzen wollen, ist es absolut notwendig, alles Gegenstandslose und nicht mehr Brauchbare regelmäßig zu entsorgen.

Das soll für Sie ein Neubeginn werden, von dem aus Sie sich mit Begeisterung auf all das stürzen, was Sie wirklich anspricht. Fangen wir also gleich an. Ich werde Ihnen zeigen, wie Sie Ihr Gehirn entrümpeln können, damit sich Ihre Sehkraft wie neu geboren fühlt.

1. Ausradieren

Schließen Sie die Augen, und stellen Sie sich ein Blatt Papier und einen Bleistift vor. Jetzt notieren Sie auf diesem imaginären Papier alles, was Sie dieses Jahr erledigt haben und gern vergessen würden, sowie alles, was in diesem Jahr passiert ist und was Sie gern ebenfalls aus Ihrem Gedächtnis löschen möchten. Stellen Sie sich einen dicken Radiergummi vor, mit dem Sie alles soeben Notierte ausradieren. Jetzt blasen Sie nur noch die Radierwürmchen weg – und fertig. Wenn Sie die Augen wieder öffnen, fühlen Sie sich erfrischt und erneuert.

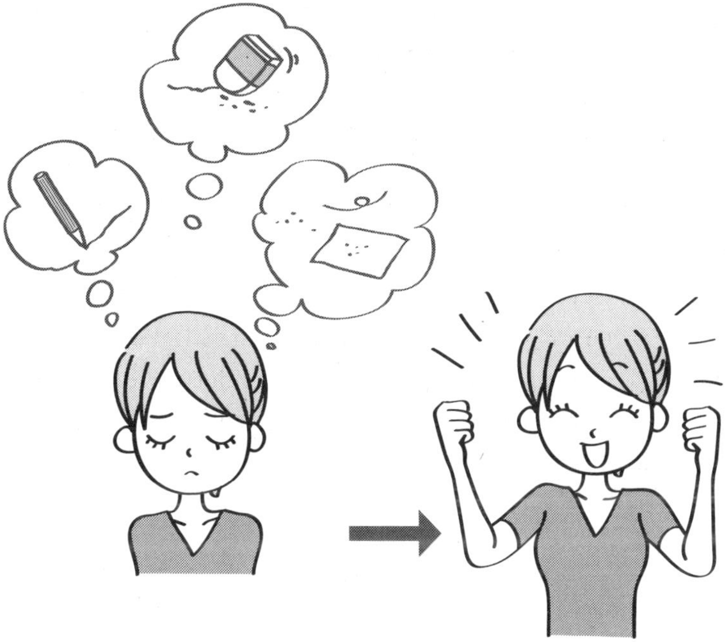

Ausradieren

2. Gedankenballast abwerfen

Unser Denkapparat schwirrt nicht nur von all den Informationen, die wir aus unserer Umgebung aufnehmen, sondern plappert darüber hinaus Tag und Nacht vor sich hin: »Ja, nein, vielleicht, aber so ist es ja nicht, und so ist es auch wieder nicht«, und endlos immer so weiter. Man ist ständig irgendwie aufgewühlt und buchstäblich gedankenverloren.

Schließen Sie also jetzt die Augen. Stellen Sie sich eine Treppe mit zehn Stufen vor und sich selbst am oberen Ende der Treppe mit einer Last von zehn Kilo auf dem Rücken. Gehen Sie Stufe für Stufe abwärts, und legen Sie auf jeder Stufe ein Kilo Ihrer Last ab. Mit jedem Schritt werden Sie leichter, und Ihnen wird leichter, die schwirrenden Gedanken werden weniger und weniger. Am unteren Ende der Treppe angekommen, sind Sie klar und gesammelt.

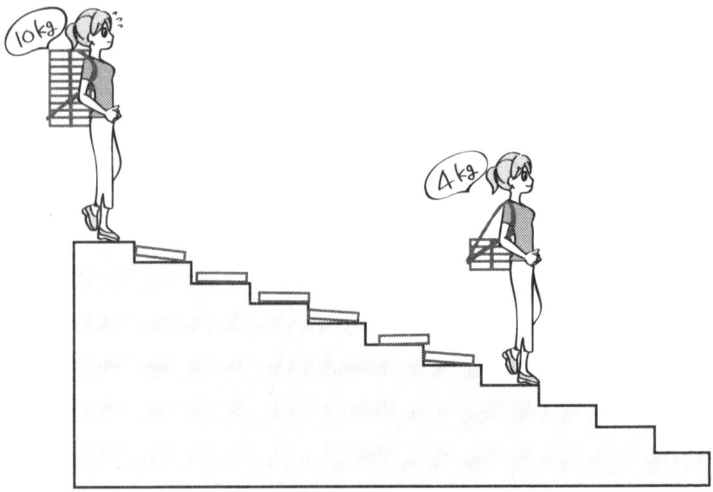

Gedankenballast ablegen

Augenöffner
Sehkraft ist Lebenskraft

Einmal kam ein 70-jähriger Mann aus der Präfektur Ibaraki in meine Praxis. »Ich brauche einen neuen Führerschein«, erklärte er. Auf meine Nachfrage berichtete er, bei seiner Frau sei Demenz diagnostiziert worden, und er müsse sie regelmäßig zur Behandlung und Pflege ins Krankenhaus bringen, ganz davon abgesehen, dass er sich jetzt auch um die Einkäufe kümmern müsse, die er nicht zu Fuß erledigen konnte. Das Ehepaar hatte keine Kinder, und so war er der Einzige, der sich um seine Frau kümmern konnte.

Bei ihm selbst lagen starke Weitsichtigkeit und Stabsichtigkeit (Astigmatismus) vor, und da er außerdem Diabetiker war, hatte er im rechten Auge ein Loch in der Makula, und auf dem linken Auge sah er wegen einer Linsentrübung (Katarakt, Grauer Star) nicht viel. Man hätte ihn ohne große Übertreibung als nahezu blind bezeichnen können, zumindest aber war er stark sehbehindert. Bei uns in Japan kann man seinen Führerschein nur so lange behalten, wie beide Augen eine Sehschärfe von mindestens 0,7 haben, aber er kam selbst mit der Brille nur auf 0,4. Das zunehmende Alter vereinfachte die Sache natürlich auch nicht gerade.

Man hätte den Mut verlieren können, aber er war so fest entschlossen, seine Frau zu versorgen, und darüber hinaus glaubte er so unbeirrbar an die »latente Sehkraft« seiner Augen, dass ich mich zu einem Versuch entschloss.

Sein Feuereifer gab ihm recht. Das Training war sehr anspruchsvoll, aber er hielt durch, er griff jede Anregung auf und übte getreulich. Auch die häufigen Wege von Ibaraki zu mir nach Tokio brachten ihn nicht aus dem Konzept, und so errang er sich Schritt für Schritt immer weitere kleine Erfolge.

Schließlich brachte er es mit Brille tatsächlich auf die geforderte Sehschärfe von 0,7 und bekam eine Fahrerlaubnis. Der Traum, seine Frau versorgen zu können, wurde wahr, und dabei ist es bis heute geblieben.

Sie haben hier ein schönes Beispiel dafür, dass Sehkraft auch Lebenskraft bedeuten kann. Sie ist lebensbejahend und gibt uns die Kraft, die Schwierigkeiten des Lebens zu bewältigen.

Ausblick

Krankheit ist nur ein Schatten

Es ist jetzt über 40 Jahre her, dass ich Politiker zu werden beschloss, um die Welt zu verändern. Einmal fiel ich durch die Aufnahmeprüfung, aber beim zweiten Anlauf schaffte ich es und zog aus der Präfektur Hiroshima nach Tokio, um dort die Waseda-Universität zu besuchen und politische Wissenschaften zu studieren. Aber es war mir kein erfülltes und bereicherndes Studium beschieden, etwa auf der Hälfte der Strecke brach alles zusammen.

Einmal hatte ich eine so schlimme Erkältung, dass es mir körperlich wirklich schlecht ging. Ich bekam Antibiotika, die ich langfristig nehmen sollte und deren verheerende Nebenwirkungen mich erst recht fertigmachten. Ich bekam immer mehr Symptome und wurde im Endeffekt immer kränker, die Ärzte rezitierten mir ganze Litaneien von Krankheiten, die ich zum Teil nicht einmal dem Namen nach kannte: allergischer Schnupfen, Magengeschwür, Schlafstörungen, Dysautonomie (erbliche Entwicklungsstörung des vegetativen Nervensystems), Herzneurose, Herzrhythmusstörungen, Essstörungen, Depression und immer so weiter. Am Ende hatte ich jeden Tag weitere Untersuchungen und musste haufenweise Medikamente nehmen. Kurz, ich war damals ein einziges Sammelsurium von Krankheiten.

Um meinen desolaten Gesundheitszustand zumindest ein wenig zu bessern, probierte ich allerlei Modediäten wie Makrobiotik aus und versuchte es mit Nahrungsergänzungen wie Chlorella und Gelee Royale, außerdem begann ich mit Zirkeltraining und Krafttraining. Schließlich fastete ich sogar, weil das angeblich so zuträglich für die Gesundheit war. Aber nach dem Fasten kehrte der Appetit nicht zurück, ich kam einfach nicht mehr über 36 Kilo und dachte, mein Ende sei gekommen.

Drei Jahre lang setzte ich alles daran, gesundheitlich wieder auf die Beine zu kommen, aber der Erfolg war gleich null. Am Ende gaben mich die Ärzte einfach auf und sagten, da sei nichts zu machen. Aus der Traum, als Politiker etwas in der Welt zu bewegen, nur noch die Aussicht auf ein erbärmliches Ende. »Wozu lebe ich überhaupt?«, fragte ich mich. »Und was soll ich mit so einem Leben noch anfangen?« So vergingen die Tage, trüb und leblos.

Dann dieser Film.

Moderne Zeiten

Auf dem Heimweg von einer Röntgenuntersuchung meines Magens mit Kontrastbrei kam ich an einem Kino vorbei und fasste spontan den Entschluss, mir einen Charlie-Chaplin-Film anzusehen. Er trug den Titel *Moderne Zeiten.* Ich weiß nicht mehr, was mich auf diese Idee brachte, wahrscheinlich wollte ich einfach nur Zeit totschlagen. Aber ich saß dann wie gebannt vor der Leinwand und konnte mich nicht sattsehen.

Dieser Schwarzweißfilm erzählt von einem durch Fließbandarbeit in der Fabrik nervlich völlig zerrütteten und zum Tramp gewordenen Mann und einem Mädchen. Die Wege der beiden kreuzen sich zufällig, und sie werden Gefährten. Charlie schafft es immer wieder, sich in ausweglose Situationen zu verrennen, was er auch anfasst, alles misslingt ihm, und so landet er schließlich ganz am unteren Ende der gesellschaftlichen Stufenleiter. Er und das Mädchen passen wirklich gut zusammen, denn auch sie eilt von Missgeschick zu Missgeschick, und als sie endlich einen Job ergattert, wird sie bald darauf wieder gefeuert.

Aber sie geben die Hoffnung nicht auf und überstehen alle Rückschläge. Irgendwann kommt trotzdem die Entmutigung über das Mädchen, und sie fragt sich, ob die ganzen Bemühungen nicht doch zwecklos seien. Das lässt Charlie nicht gelten, er spricht ihr Mut zu und bringt sie zum Lächeln. Am Ende gehen die beiden zu der von Chaplin selbst komponierten Musik eine Straße entlang dem Morgen entgegen, lächelnd und das Herz voller Hoffnung.

Schon lange nicht mehr hatte mich ein Film derart verzaubert. Seit dem Beginn meines gesundheitlichen Absturzes war meine ursprüngliche Sehschärfe von 1,5 immer weiter gefallen, ich konnte kaum noch Filme verfolgen oder Bücher lesen, und mich draußen in der Welt zu orientieren, wurde sehr schwierig. Ich ließ wirklich den Kopf hängen, und das verengte nicht allein mein äußeres Blickfeld, sondern gab meiner ganzen Lebenshaltung etwas Düsteres und Trübes. Aber als die Worte »The End« auf der Leinwand verblassten und die Lichter im Kino wieder angingen, war es mir, als hätte ich ein neues Leben bekommen.

In Charlies Kampf gegen die Verzweiflung hatte ich mich selbst in meinem Ringen um die Wiederherstellung meiner Gesundheit erkannt. All das unendlich Traurige und Komische des Films berührte mich ganz in der Tiefe und änderte etwas in mir, sodass ich mich den beiden Hauptgestalten des Films in dieser letzten Szene hoffnungsfroh anschließen konnte. Noch draußen auf der Straße lächelte ich tief erleichtert, und auf einmal sah ich die Welt wieder.

Niemals aufgeben

Diese Begegnung veränderte mein Leben von Grund auf. Als ich bereit war aufzugeben, gab mir dieser Film wieder Hoffnung und Vertrauen, ich war finster entschlossen, mir meine körperliche und geistige Gesundheit zurückzuerobern. Es dauerte nicht lange, und alle meine Gebrechen waren wie weggeblasen. Sogar meine Sehschärfe war im Handumdrehen wieder bei 1,5.

Krankheit ist nur ein Schatten im Herzen. Wenn es gelingt, das Licht der Hoffnung einzuschalten, hat Krankheit keine Chance und kann nur noch vergehen.

Rückblickend denke ich heute, dass Chaplins Film mich einfach mitriss und mir eine ganz neue Richtung vorgab. Unsere Sehkraft führt und formt unser Leben, und das ist es, was ich Ihnen am Ende mitgeben möchte, liebe Leserin und lieber Leser.

Wenn die Augen nicht mehr mitspielen, sei es, dass Sie kurzsichtig oder altersweitsichtig werden, geben Sie auf keinen Fall auf. Solange Sie an der Hoffnung festhalten, können Sie – wie Charlie und wie ich mit meinem Strauß von Gebrechen – Ihre Sehkraft wiederherstellen, wichtig ist außerdem nur noch, dass Sie sich entschlossen dafür einsetzen.

Die Sehkraft und die Hoffnung liegen beide in Ihnen. Auf Sie allein kommt es an.

Die in diesem Buch vorgestellten Hilfsmittel
zur Verbesserung Ihrer Sehkraft
von Dr. Kazuhiro Nakagawa
können Sie unter nachfolgender Internetadresse
in Japan bestellen.
Bitte formulieren Sie Ihre Anfrage auf Englisch.

https://www.kazushin.com/